# 한방제제의 이론과 실습

## 韓方製劑의 理論과 實習

KSi 한국학술정보(주)

# 한방제제의
# 이론과 실습

## 韓方製劑의 理論과 實習

박진한 · 서민준 지음

KSi 한국학술정보(주)

# 머릿말

　한약제제를 학습하기 위해서는 다양한 사고와 한약에 대한 기초적인 지식을 바탕으로 하고 그러한 토대 위에 응용능력을 배양하는 것이 필요하다. 이러한 점에서 한약제제는 한약의 특수성에 입각하여 개별 한약재 및 방제에 대한 지식과 제제로서의 이해를 포괄한다고 할 수 있다. 그러나 지금까지 한약제제에 대한 공부를 함에 있어 한약관련학과 학생들을 위한 이론과 실습을 겸할 수 있는 교재 선택의 폭이 좁았었다. 이에 본교의 교수들이 분담하여 한약제제에 대한 교재를 집필하였다. 한약제제에 대한 이론과 실습을 병행할 수 있도록 교재를 집필하였으나 많은 미비한 점이 있으리라 생각된다. 이 부분에 대하여 한약제제에 관심이 있는 많은 분들의 조언을 부탁드리고 향후 더 우수한 한약제제의 교재가 탄생될 수 있기를 기대한다.

　본 교재의 특징은 총론에 한약제제에 대한 기본적인 이론을 소개하고, 각론에서는 제형별 간단한 이론과 실습을 병행할 수 있도록 구성하였다. 총론에서는 한약제제의 개요, 의약품의 개발, 제제의 설계, 제제의 기초이론 등 한약제제를 이해하는 데 필수적인 요소들만 수록하였으며, 각론에서는 10가지 제형에 대한 실습을 할 수 있도록 간단한 이론과 실습노트를 수록하였다. 제제에 대한 이론과 각 제형별 실습에 대한 설명은 새로운 이론과 제형의 개발에 따라 앞으로 계속 수정되어야 할 것으로 보인다.

　비록 미비하지만 한약제제의 교육에 도움이 되었으면 하는 바람으로 본 교재를 출간하면서, 향후 한약제제의 학습에 기여하는 바가 있다면 더없는 영광으로 생각할 것이다. 끝으로 본 교재가 한약관련학과 학생들의 교재로서 또한 한약제제에 관심 있는 모든 분들께 도움이 될 수 있기를 간절히 바라며, 출판을 도와주신 출판사 관계자분들께도 사의를 표하는 바이다.

2010년

박진한, 서민준

# 차례 c o n t e n t s

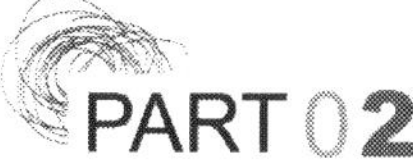

# PART 0**2**

# 01 이론



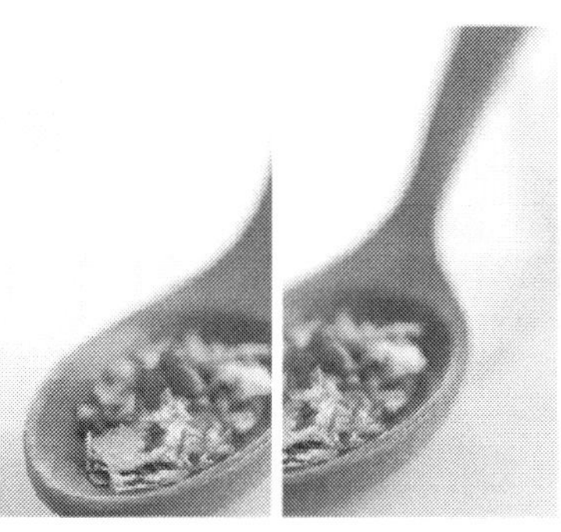

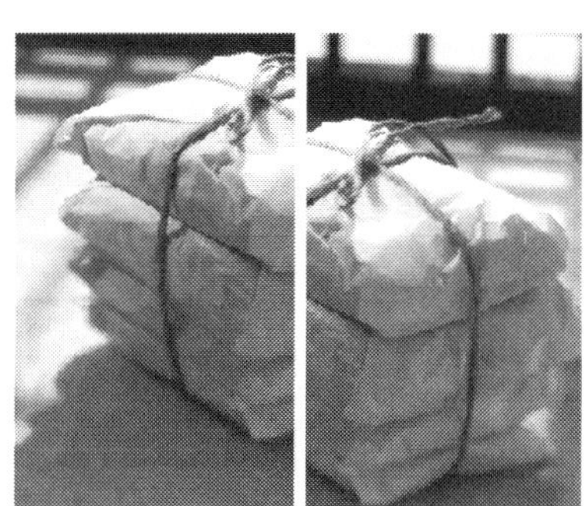

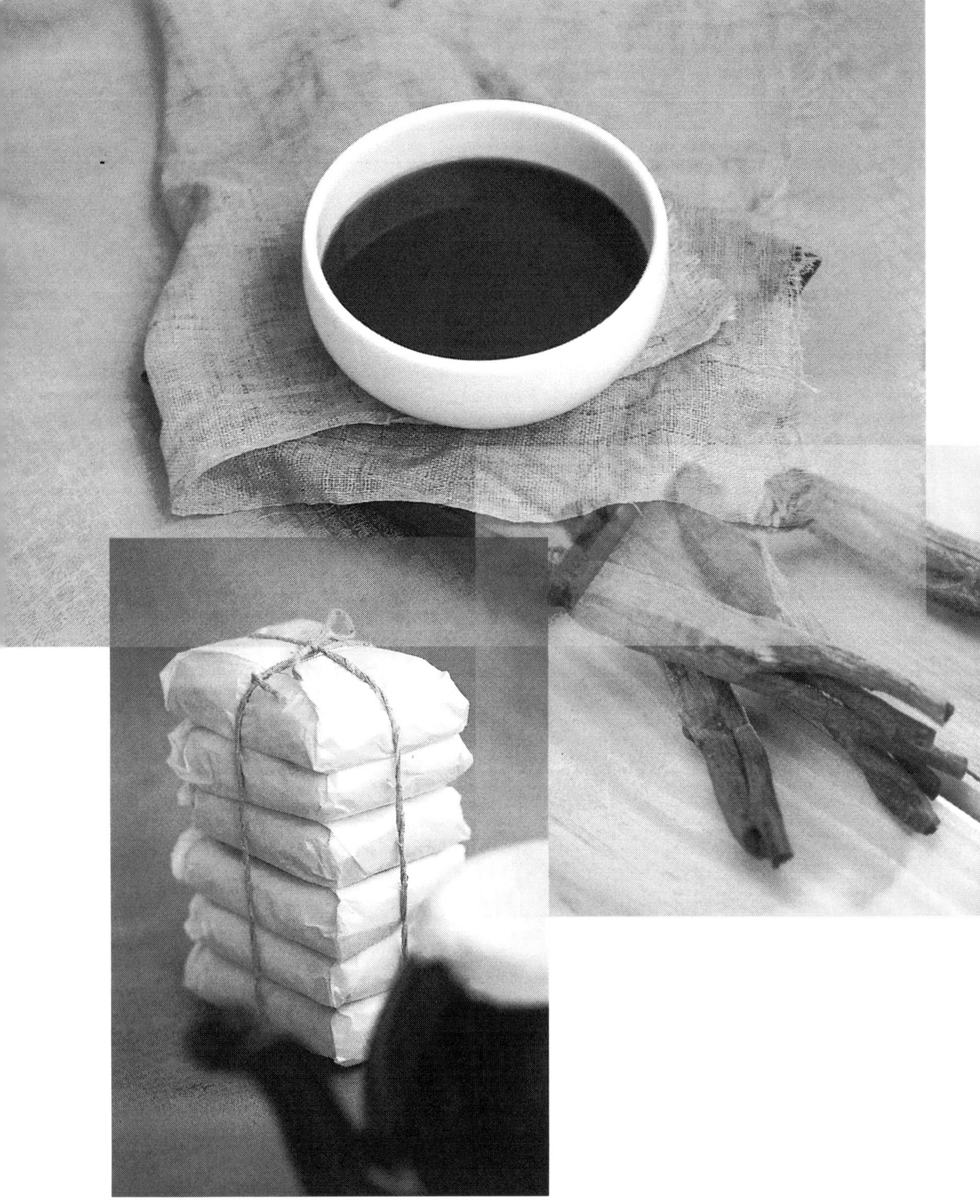

# Chapter 1. 한약제제의 개요

## 1. 한약의 개념

약사법에서는 '한약제제'를 한약을 한방원리에 따라 배합하여 제조한 의약품으로 정의하고 있는데, 한약이란 동물·식물 또는 광물에서 채취된 것으로 주로 원형대로 건조·절단 또는 정제된 생약(生藥)이고, 의약품의 형태를 제형(劑形), 제형으로 가공하는 것을 제제화(製劑化), 가공한 약물을 제제(製劑)라고 한다.

의약품이란 대한민국 약사법에 따르면 대한약전에 수재된 것 외에도 사람 또는 동물의 질병을 진단, 치료, 경감, 처치 또는 예방에 사용됨을 목적으로 하는 것이거나, 혹은 사람 또는 동물의 신체 구조, 또는 기능에 약리적 기능을 미치게 하는 것이 목적으로 되어 있는 것을 모두 포함하는 개념(단, 기구, 기계, 화장품 제외)이며, 반드시 약리작용상 어떠한 효능이 있고 없고는 관계없이 그 물질의 성분, 형상(용기, 포장, 의장 등) 명칭, 거기에 사용목적, 효능, 효과, 용법, 용량, 판매할 때의 선전 또는 설명 등을 종합적으로 판단하여 사회 일반인이 볼 때 한눈으로 식품으로 인식되는 과일, 야채, 어패류 등을 제외하고는 그것이 위 목적에 사용되는 것으로 인식되고 혹은 약효가 있다고 표방된 경우에는 이를 모두 의약품으로 간주하고 있다.

◇ 약사법에서는 의약품을 다음과 같이 정의하고 있다.

(1) 대한약전(大韓藥典)에 실린 물품 중 의약외품이 아닌 것
(2) 사람이나 동물의 질병을 진단·치료·경감·처치 또는 예방할 목적으로 사용하는 물품 중 기구·기계 또는 장치가 아닌 것

(3) 사람이나 동물의 구조와 기능에 약리학적(藥理學的) 영향을 줄 목적으로 사용하는 물품 중 기구·기계 또는 장치가 아닌 것

◇ 의약품이 지녀야 할 조건은 매우 중요하며 다음을 들 수 있다.

(1) 적용이 편리해야 한다(편리성).
(2) 치료효과를 확보해야 한다(유효성).
(3) 안전성 확보를 위해 부작용이 없도록 해야 한다(안전성).

## 2. 제형의 종류

한약은 반드시 일정한 제형으로 만들어져야만 비로소 치료효과를 높일 수 있고 복용, 보존, 운수, 휴대 등에 편리할 수 있다. 일반적으로 흔히 만들고 있는 전통적인 한약의 제형으로는 탕(湯), 환(丸), 산(散), 고(膏), 주(酒) 등이 있고, 현대에 와서 새롭게 연구되고 발전된 충제(沖劑), 농축제(濃縮劑), 주사제 등과 같은 새로운 제형이 있다.

한약을 가공하여 제제화할 때 원료한약재 자체 또는 처방 구성상의 효과도 물론 중요하지만 제형도 약물의 효과에 영향을 준다. 따라서 새로운 제형을 만들거나 제형변경을 할 때 반드시 약물의 성질을 중심으로 하여 저장, 운수, 생산, 복용성 등의 필요성에 따라서 제형을 전면적으로 고려해야 한다.

◇ 약물의 신제형은 가능한 한 다음과 같은 조건을 충족시키는 것이 좋다.

(1) 치료효과가 좋아야 하며, 빨리 효과가 나타나야 하고, 장시간 유지하는 것
(2) 크기가 작고, 독성 및 부작용이 적거나 없을 것
(3) 생산, 운수, 저장, 휴대 및 복용법이 편할 것

◇ 약물의 제형은 아래와 같이 분류할 수 있다.

(1) 물리적 성질에 따른 분류
① 기체제형: 에어로솔제
② 액상제형: 탕제, 엑스제, 유동엑스제, 침제, 전제, 엘릭서제, 주정제, 시럽제, 방향수제, 레모네이드제, 주제, 틴크제, 유제, 현탁제 등
③ 무균액상제형: 주사제, 점안제
④ 반고형제형: 연고제, 안연고제, 크림제, 겔제, 첩부제, 페이스트제, 카타플라스마제, 리니멘트제 등
⑤ 고형제형: 산제, 과립제, 캡슐제, 정제, 환제, 트로키제, 좌제 등

(2) 복용방법에 따른 분류
① 경구투여제제: 산제, 과립제, 캡슐제, 정제, 환제, 트로키제, 탕제, 엑스제, 유동엑스제, 침제, 전제, 엘릭서제, 시럽제, 방향수제, 레모네이드제, 주제 등
② 주사제
③ 외용제제: 연고제, 크림제, 첩부제, 페이스트제, 카타플라스마제, 리니멘트제 등
④ 흡입제제: 에어로솔제

〈제제총칙〉

## 1. 경피흡수제(經皮吸收劑) – Transdermal Systems

1) 경피흡수제는 피부를 통하여 전신순환혈류에 흡수되는 것을 목적으로 하여 만든 것이다.
2) 이 제제는 보통 바깥 보호층, 약물 저장층, 방출속도 조절막, 점착제층 및 쓸 때 제거하는 보호막 등으로 구성하여 만든다. 약물 저장층에 저장된 약물은 직접 피부로 확산되거나 방출속도 조절막이나 점착제층을 통하여 피부로 확산된 다음 전신으로 흡수된다.
3) 기밀용기에 보존한다.

## 2. 과립제(顆粒劑) – Granules

1) 과립제는 의약품을 입상(粒狀)으로 만든 것이다.
2) 이 제제는 보통 의약품을 그대로 또는 의약품에 부형제, 결합제, 붕해제 또는 다른 적당한 첨가제를 넣어 고르게 섞은 다음 적당한 방법으로 입상으로 만들고 될 수 있는 대로 입자를 고르게 한 것이다.
   이 제제에는 필요에 따라 교미제, 방향제, 착색제 등을 넣을 수 있다.
   이 제제는 적당한 제피제 등으로 제피를 할 수 있다.
3) 이 제제는 입도시험법에 적합하다.
4) 이 제제는 따로 규정이 없는 한 붕해시험법에 적합하다. 다만 용출시험을 하는 것 및 입도시험법에 따라 체를 쳐서 35호(500㎛) 체에 잔류하는 것이 5% 이하인 것은 이 시험을 적용하지 않는다.
5) 이 제제 중 1회 복용량씩 포장한 형태의 것(분포)은 따로 규정이 없는 한 질량편차시험법 또는 함량균일성시험법에 적합하다.
6) 밀폐용기 또는 기밀용기에 보존한다.

## 3. 레모네이드제(레모네이드劑) – Lemonades

1) 레모네이드제는 감미와 산미가 있는 보통은 맑은 액상의 내용제이다.
2) 이 제제는 따로 규정이 없는 한 보통 염산, 구연산, 주석산 또는 젖산 중의 어느 것에 단미시럽 및 정제수를 넣어 녹이고 필요에 따라 여과하여 만든다.
   이 제제는 쓸 때 만든다.
3) 기밀용기에 보존한다.

## 4. 로션제(로션劑) – Lotions

1) 로션제는 보통 의약품을 수성의 액 중에 용해 또는 미세 균등하게 분산시켜 만든 피부에 바르는 액상의 외용제이다.
2) 이 제제는 따로 규정이 없는 한 의약품과 용제, 유화제, 현탁화제 등을 수성의 액 중에 넣어 전질을 고르게 만든다.
   이 제제에는 필요에 따라 방향제, 보존제 등을 넣을 수 있다.
   변질하기 쉬운 것은 쓸 때 만든다.
3) 이 제제는 보존 중에 성분이 분리되는 경우 그 본질이 변화하지 않을 때에는 쓸 때 고르게 섞어 쓴다.
4) 기밀용기에 보존한다.

## 5. 리니멘트제(리니멘트劑) – Liniments

1) 리니멘트제는 보통 피부에 문질러 발라 쓰는 액상 또는 이상(泥狀)의 외용제이다.
2) 이 제제는 따로 규정이 없는 한 보통 의약품을 물, 에탄올, 지방유, 글리세린, 비누, 유화제, 현탁화제 또는 다른 적당한 첨가제 또는 이들의 혼합물에 넣어 전질을 고르게 만든다.
   이 제제에는 필요에 따라 방향제, 보존제 등을 넣을 수 있다.

3) 이 제제는 보존 중에 성분이 분리되는 경우 그 본질이 변화하지 않을 때에는 쓸 때 고르게 섞어 쓴다.
4) 기밀용기에 보존한다.

## 6. 방향수제(방향수劑) – Aromatic Waters

1) 방향수제는 정유 또는 휘발성 물질을 거의 포화시킨 맑은 수용액이다.
2) 이 제제는 따로 규정이 없는 한 보통 정유 2㎖ 또는 휘발성 물질 2g에 미온정제수 1,000㎖를 넣어 15분간 잘 흔들어 섞어 12시간 이상 방치한 다음 물로 적신 여과지로 여과하고 정제수를 넣어 섞어 1,000㎖로 한다. 또는 정유 2㎖ 또는 휘발성 물질 2g을 탈크, 정제규조토 또는 펄프상 여과지 적당량과 잘 섞고 정제수 1,000㎖를 넣어 10분간 잘 저어 섞은 다음 여과한다. 여액이 맑지 않을 때에는 여과를 반복하고 정제수를 여과지를 통하여 넣어 1,000㎖로 만든다.
3) 이 제제는 이 제제를 만들 때 쓴 의약품의 냄새와 맛이 있다.
4) 기밀용기에 보존한다.

## 7. 산제(散劑) – Powders

1) 산제는 의약품을 분말상으로 만든 것이다.
2) 이 제제는 따로 규정이 없는 한 의약품을 그대로 또는 의약품에 부형제, 결합제, 붕해제 또는 다른 적당한 첨가제를 넣어 적당한 방법으로 분말 또는 미립상으로 만든다.
   이 제제에는 필요에 따라 교미제, 방향제, 착색제 등을 넣을 수 있다.
   이 제제는 적당한 제피제 등으로 제피를 할 수 있다.
3) 이 제제는 입도시험법에 적합하다. 이 제제 중 200호(74㎛) 체를 통과하는 것이 전체량의 10% 이하인 것은 세립이라고 할 수 있다.
4) 이 제제 중 1회 복용량씩 포장한 형태의 것(분포)은 따로 규정이 없는 한 질량편차시험법 또는 함량균일성시험법에 적합하다.
5) 밀폐용기 또는 기밀용기에 보존한다.

## 8. 시럽제(시럽劑) – Syrups

1) 시럽제는 보통 백당, 다른 당류 또는 감미제와 의약품을 정제수에 녹이거나 현탁하여 만든 비교적 농조(濃稠)한 액상의 내용제이다.
   이 제제 중에는 의약품의 성질에 따라 쓸 때 녹이거나 현탁하여 쓰는 제제도 있다.
2) 이 제제는 따로 규정이 없는 한 백당, 다른 당류 또는 감미제의 용액 또는 단미시럽에 의약품을 넣어 용해, 혼화 또는 현탁하고 필요에 따라 혼합액을 끓인 다음 더울 때에 여과하여 만든다.
   이 제제는 의약품의 성질에 따라 쓸 때 녹이거나 현탁하여 쓰는 제제로 만들 수 있다.
   이 제제에는 따로 규정이 없는 한 방향제, 보존제, 안정제, 유화제, 점조제, 착색제, 현탁화제 등을 넣을 수 있다.
3) 쓸 때 녹이거나 현탁하여 쓰는 제제 중 1회 복용량씩 포장한 형태의 것(분포)은 따로 규정이 없는 한 질량편차시험법 또는 함량균일성시험법에 적합하다.
4) 기밀용기에 보존한다.

## 9. 안연고제(眼軟膏劑) – Ophthalmic Ointments

1) 안연고제는 결막낭에 적용하는 무균으로 만든 연고제이다.
2) 이 제제는 보통 바셀린 등의 적당한 기제와 의약품의 용액이나 미세한 가루를 고르게 섞어 튜브 또는 다른 기밀용기에 충전한다. 오염되지 않도록 충분히 조심하면서 될 수 있는 대로 빨리 조작한다. 이 제제에는 필요에 따라 보존제, 안정제 또는 다른 적당한 첨가제를 넣을 수 있다.
3) 이 제제에 함유된 의약품 입자의 크기는 보통 75㎛ 이하이다.
4) 이 제제는 따로 규정이 없는 한 무균시험법에 적합하다. 다만 따로 규정이 없는 한 멤브레인필터법에 따라 시험한다.
5) 이 제제는 주약의 함량이 일정한 한 기제의 조성비를 변경하여 물리적 성상을 적당하게 조절할 수 있다.
6) 이 제제는 따로 규정이 없는 한 금속성이물시험법에 적합하다.

7) 기밀용기에 보존한다.

## 10. 액제(液劑) – Liquids and Solutions

1) 액제는 액상의 내용제 또는 외용제로서 제제총칙 중의 다른 제제 각조에 해당되지 않는 제제이다.
2) 이 제제는 보통 의약품을 그대로 쓰든가 또는 용제에 녹인다.
3) 이 제제에는 필요에 따라 교미제, 보존제, 안정제, 완충제 또는 다른 적당한 첨가제를 넣을 수 있다.
4) 기밀용기에 보존한다.

## 11. 에어로솔제(에어로솔劑) – Aerosols

1) 에어로솔제는 의약품의 용액이나 현탁액 등을 같은 용기 또는 다른 용기에 충전한 액화기체나 압축기체의 압력을 이용하여 분출시켜 쓰도록 만든 제제이다.
  이 제제는 외용도포, 공간분무, 흡입, 내복 등의 목적으로 쓰이며 분출형태에는 이들 목적에 따라 무상(霧狀), 분말상, 포말상(泡沫狀), 페이스트상 등이 있다.
2) 이 제제에는 필요에 따라 교미제, 방향제, 보존제, 안정제, 완충제, 용해보조제, 유화제, 현탁화제 또는 다른 적당한 첨가제를 넣을 수 있다.
3) 밀봉용기에 보존한다.

## 12. 엑스제(엑스劑) – Extracts

1) 엑스제는 보통 생약의 침출액을 농축하여 만든 것으로 다음 두 종류가 있다.
  가) 연조엑스제                나) 건조엑스제
2) 이 제제는 따로 규정이 없는 한 조말로 한 생약에 적당한 침출제를 넣어 일정시간 냉침, 온침 또는 틴크제 2)의 퍼콜레이션법에 따라 침출하여 침출액을 여과하고 적당한 방법으로 농축 또는 건조한다. 연조엑스제는 물엿과 같은 조도로 만든다. 건조엑스제는 분쇄할 수 있는 덩어리, 입상(粒狀) 또는 분말로 한다. 주성분 함량의 규정이 있는 것은 그 일부를 달아 정량하여 필요에 따라 적당한 부형제를 넣어 규정의 함량으로 조절한다.
3) 이 제제는 이 제제를 만들 때 쓴 생약의 냄새와 맛이 있다.
4) 이 제제는 따로 규정이 없는 한 중금속시험법 제5법에 적합하다.
5) 기밀용기에 보존한다.

## 13. 엘릭서제(엘릭서劑) – Elixirs

1) 엘릭서제는 보통 감미 및 방향이 있는 에탄올을 함유하는 맑은 액상의 내용제이다.
2) 이 제제는 보통 의약품 또는 그 침출액에 에탄올, 정제수, 방향제 및 백당이나 다른 당류 또는 감미제를 넣어 녹인 다음 여과하거나 다른 방법으로 맑은 액으로 만든다.이 제제에는 필요에 따라 보존제, 용해보조제, 착색제 등을 넣을 수 있다.
3) 기밀용기에 보존한다.

## 14. 연고제(軟膏劑) – Ointments

1) 연고제는 보통 적당한 조도의 전질이 고른 반고형상으로 만든 피부에 바르는 외용제이다.
2) 이 제제는 따로 규정이 없는 한 지방, 지방유, 라놀린, 바셀린, 파라핀, 납, 수지, 플라스틱, 글리콜류, 고급알코올, 글리세린, 물, 유화제, 현탁화제 또는 다른 적당한 첨가제를 원료 또는 기제로 하거나 적당한 방법으로 유화한 기제에 의약품을 넣어 전질을 고르게 만든다.
  변질하기 쉬운 것은 쓸 때 만든다.
  이 제제에는 필요에 따라 보존제 등을 넣을 수 있다.
3) 이 제제는 주약의 함량이 일정한 한 기제의 조성비를 변경하여 물리적 성상을 적당하게 조절할 수 있다.
4) 이 제제는 패유성의 냄새가 없다.
5) 기밀용기에 보존한다.

## 15. 유동엑스제(流動엑스劑) – Fluid Extracts

1) 유동엑스제는 생약의 침출액으로 보통 그 1㎖ 중에 생약 1g 중의 가용성 성분을 함유하도록 만든 액상의 제제이다.
2) 이 제제는 보통 퍼콜레이션법에 따라 만든다. 조말 또는 세절로 한 생약 1㎏을 가지고 제1침출제를 넣어 잘 섞어서 적시고 용기를 밀폐하여 실온에서 약 2시간 방치한다. 이것을 적당한 침출기에 될 수 있는 대로 치밀하게 넣고 침출기의 아랫구멍을 열고 생약이 덮일 때까지 천천히 위로부터 제2침출제를 넣어 침출액이 적하하기 시작했을 때 아랫구멍을 닫고 밀폐하여 실온에서 2~3일간 방치한 다음 분당 0.5~1.0㎖의 속도로 침출액을 유출시킨다. 처음에 얻은 850㎖를 제1침출액으로 하여 따로 저장하고 다시 침출기에 제2침출제를 추가하여 유출을 계속하여 제2침출액으로 한다. 다만 방치시간 및 유출속도는 생약의 종류와 양에 따라 적당히 바꿀 수 있다. 유출속도는 생약의 사용량에 따라 보통 다음과 같이 조절한다.

| 생약의 질량 | 1분간의 유출량 |
| --- | --- |
| 1㎏ 이하 | 0.5~1.0㎖ |
| 3㎏ 이하 | 1.0~2.0㎖ |
| 10㎏ 이하 | 2.0~4.0㎖ |

다음에 제2침출액을 될 수 있는 대로 생약의 휘발성분이 소실되지 않도록 조심하면서 농축하여 제1침출액에 합하고(A), 제2침출제를 넣어 1,000㎖로 하여 2일간 방치한 다음 위의 맑은 액을 취하거나 여과하여 맑은 액으로 만든다. 다만 주성분의 함량규정이 있는 것은 (A)의 일부를 취하여 정량하고 필요에 따라 제2침출제를 넣어 규정하는 함량으로 조절한다.
이 제제에는 필요에 따라 보존제를 넣을 수 있다.
3) 이 제제는 이 제제를 만들 때 쓴 생약의 맛과 냄새가 난다.
4) 이 제제는 따로 규정이 없는 한 중금속시험법 제5법에 적합하다.
5) 기밀용기에 보존한다.

## 16. 유제 및 현탁제(乳劑 및 懸濁劑) – Emulsions and Suspensions

1) 유제 및 현탁제는 일반적으로 의약품을 액 중에 미세 균등하게 유화 또는 현탁하여 만든 액상의 제제이다.
2) 이 제제는 보통 다음 방법에 따라 만든다.
   **유제:** 액상 의약품에 유화제와 정제수를 넣어 적당한 방법으로 유화시켜 전질을 고르게 만든다.
   **현탁제:** 고형 의약품에 현탁화제 또는 적당한 첨가제와 정제수 또는 기름을 넣고 적당한 방법으로 현탁하여 전질을 고르게 만든다.
   이 제제에는 필요에 따라 보존제, 안정제 등을 넣을 수 있다.
   변질하기 쉬운 것은 쓸 때 만든다.
3) 이 제제는 필요에 따라 쓸 때 잘 흔들어 고르게 섞는다.
4) 기밀용기에 보존한다.

## 17. 전제 및 침제(煎劑 및 浸劑) – Decoctions and Infusions

1) 전제 및 침제는 보통 생약을 정제수로 침출하여 만든 액상의 제제이다.
2) 이 제제를 만들 때에는 보통 다음 크기로 한 생약 50g을 달아 전침제기(煎浸劑器)에 넣는다.

|  |  |
| --- | --- |
| 잎, 꽃, 전초 | 조절 |
| 목, 피, 근, 근경 | 중절 |
| 종자, 과실 | 세절 |

   **전제:** 생약에 정제수 950㎖를 넣고 여러 번 저어 섞으면서 30분간 가열하여 더울 때 무명으로 여과한다.
   **침제:** 생약에 정제수 50㎖를 넣어 약 15분간 적신 다음 열정제수 900㎖를 붓고 여러 번 저어 섞으면서 5분간 가열하고 식힌 다음 무명으로 여과한다.
   여과한 침출액에 전제 및 침제 모두 그 생약을 통과시킨 적당량의 정제수를 넣어 전체량을 1,000㎖로 한다.

이 제제에는 필요에 따라 보존제를 넣을 수 있다.

이 제제는 쓸 때 만든다.

3) 이 제제는 만들 때 쓴 생약의 냄새와 맛이 난다.

4) 기밀용기에 보존한다.

## 18. 점안제(點眼劑) - Ophthalmic Solutions

1) 점안제는 의약품의 용액, 현탁액 또는 의약품을 쓸 때 녹이거나 현탁하여 쓰는 것으로 결막낭에 적용하는 무
균으로 만든 제제이다.

2) 이 제제는 따로 규정이 없는 한 의약품의 일정량을 용제에 녹이거나 현탁하여 일정 용량으로 하거나 의약품의
일정량을 취하여 투명한 기밀용기에 충전한다. 다만 빛에 불안정한 제제인 경우에는 차광한 기밀용기를 쓸 수
있다. 오염되지 않도록 충분히 조심하면서 될 수 있는 대로 빨리 조작한다.

농도를 %로 표시할 경우에는 w/v%를 의미한다.

쓸 때 녹이거나 현탁하여 쓰는 이 제제에서 그 명칭 중에 「점안용」이라는 표시를 한 것에는 적당한 용제를
첨부할 수 있다.

3) 이 제제를 만드는 데 쓰거나 이 제제에 첨부하는 용제는 이 제제를 쓸 때 무해하며 이 제제의 치료효과를 변
하게 하거나 시험에 지장을 주지 않는다.

용제는 다음 두 가지로 나누고 각각 다음 조건에 적합하다.

가) 수성용제: 수성점안제의 용제로는 정제수 또는 적당한 수성용제를 쓴다. 첨부하는 용제로는 멸균정제수
또는 적당한 멸균한 수성용제를 쓴다.

나) 비수성용제: 비수성점안제의 용제로는 주사용 비수성용제를 쓴다.

4) 현탁점안제 중의 입자의 크기는 보통 75㎛ 이하이다.

5) 이 제제 또는 이 제제에 첨부하는 용제에는 따로 규정이 없는 한 안정제, 용해보조제, 현탁화제, 유화제, 완충
제, 점조제, 보존제 또는 다른 적당한 첨가제를 넣을 수 있다. 다만 따로 규정이 없는 한 착색만을 목적으로
하는 물질을 넣지 않는다. 또 쓸 때 녹여 쓰는 것은 따로 규정이 없는 한 부형제 등을 넣을 수 있다.

6) 이 제제에서 수성용제를 쓰는 것은 따로 규정이 없는 한 누액과 등장으로 만들기 위하여 염화나트륨 또는 다
른 적당한 첨가제를, 또 pH를 조절하기 위하여 무해한 산 또는 알칼리를 넣을 수 있다.

7) 이 제제는 따로 규정이 없는 한 무균시험법에 적합하다. 다만 용제를 첨부한 것에 대해서는 따로 규정이 없는
한 첨부한 용제에 녹인 것을 가지고 시험한다.

8) 이 제제는 따로 규정이 없는 한 불용성이물시험법에 적합하다. 다만 빛에 불안정한 제제인 경우에는 불용성이
물시험이 곤란한 용기를 쓴 경우에는 이를 생략할 수 있다.

9) 이 제제는 따로 규정이 없는 한 점안제의 불용성미립자시험법에 적합하다.

10) 기밀용기에 보존한다.

## 19. 정제(錠劑) - Tablets

1) 정제는 의약품을 일정한 형상으로 압축하여 만든 것이다.

2) 이 제제는 보통 다음 방법에 따라 만든다.

가) 의약품을 그대로 또는 부형제, 결합제, 붕해제 또는 다른 첨가제를 넣어 고르게 섞은 것을 적당한 방법으
로 과립상으로 만든 다음 활택제 등을 넣어 압축 성형하여 만든다.

나) 의약품을 그대로 또는 부형제, 결합제, 붕해제 또는 다른 적당한 첨가제와 함께 넣어 고르게 섞은 것을 직
접 압축 성형하여 만들거나 미리 만든 과립에 의약품을 그대로 또는 적당한 첨가제를 넣어 고르게 섞은
다음 압축 성형하여 만든다.

이 제제에는 필요에 따라 교미제, 착색제 등을 넣을 수 있다.

이 제제는 적당한 제피제로 제피를 할 수 있다.

3) 이 제제는 따로 규정이 없는 한 붕해시험법 또는 용출시험법에 적합하다.

4) 이 제제는 따로 규정이 없는 한 질량편차시험법에 적합하다. 다만 백당으로 제피를 한 것(당의정) 및 함량균일
성시험법의 적용을 받는 것에 대해서는 이 시험을 적용하지 않는다.

5) 밀폐용기 또는 기밀용기에 보존한다.

## 20. 좌제(坐劑) – Suppositories

1) 좌제는 보통 의약품을 기제에 고르게 섞어 일정한 형상으로 성형하여 항문 또는 질에 적용하는 고형의 외용제이다.
   이 제제는 체온에 의하여 녹거나 연화하거나 분비액에 천천히 녹는다.
2) 이 제제는 따로 규정이 없는 한 유지성기제, 수용성기제 또는 다른 적당한 물질을 기제로 하고 필요에 따라 적당한 유화제, 현탁화제 등을 넣고 여기에 의약품을 넣어 고르게 섞은 다음 성형 또는 봉입 등의 방법으로 적당한 형상으로 만든다.
   2이 제제에는 필요에 따라 보존제 등을 넣을 수 있다.
3) 이 제제는 주약의 함량이 일정한 한 기제의 조성비를 변경하여 물리적 성상을 적당히 조절할 수 있다.
4) 보통 항문좌제는 원추형 또는 방추형이며 질좌제는 구형 또는 난형이다.
5) 이 제제는 따로 규정이 없는 한 붕해시험법 또는 용출시험법에 적합하다.
6) 이 제제는 따로 규정이 없는 한 질량편차시험법 또는 함량균일성시험법에 적합하다.
7) 밀폐용기 또는 기밀용기에 보존한다.

## 21. 주사제(注射劑) – Injections

1) 주사제는 피부 내 또는 피부 및 점막을 통하여 체내에 직접 적용하는 의약품의 용액, 현탁액, 유탁액 또는 쓸 때 용제에 녹이거나 현탁하여 쓰는 것으로 무균으로 한 제제이다.
2) 이 제제는 따로 규정이 없는 한 의약품의 일정량을 용제에 용해, 현탁 또는 유화하여 일정용량으로 하거나 의약품의 일정량을 취하여 주사제용 용기에 넣어 밀봉한다. 이때 오염되지 않도록 충분히 조심하고 조제, 충전, 밀봉 및 멸균에 이르는 조작은 될 수 있는 대로 빨리, 보통 8시간 이내에 완료하도록 한다. 그 농도를 %로 표시한 경우에는 w/v%를 의미한다. 초여과하여 만든 주사용수는 쓰기 전에 가열 멸균한다. 다만 이 제제 및 이 제제에 첨부하는 용제를 가열법으로 멸균한 경우에는 그렇지 않다.
   쓸 때 녹이거나 현탁하여 쓰는 주사제 중 그 명칭에 「주사용」이라 표시한 것에는 적당한 용제를 첨부할 수 있다.
3) 이 제제를 만드는 데 쓰거나 이 제제에 첨부하는 용제는 쓸 때 무해하며 이 제제의 치료효과를 변하게 하거나 시험에 지장을 주지 않는다.
   용제로는 다음 두 가지로 나누고 각각 다음 조건에 적합하다.
   **수성용제:** 수성주사제의 용제로는 주사용수를 쓴다. 다만 따로 규정이 없는 한 주사용수 대신 생리식염주사액, 링거액 또는 다른 적당한 수성용제를 쓸 수 있다. 이들 수성용제는 피내, 피하 및 근육 내 투여만으로 쓰는 것을 제외하고는 따로 규정이 없는 한 엔도톡신시험법에 적합하다. 다만 의약품 각조에서 엔토톡신시험이 규정되어 있지 않은 것은 이를 적용하지 않는다. 또한 용기에 10㎖를 넘게 충전된 수성용제로 엔도톡신시험법을 적용하기 어려운 경우에는 발열성물질시험법을 대신 쓸 수 있다.
   **비수성용제:** 비수성주사제의 용제로는 보통 식물유를 쓴다. 이 용제는 따로 규정이 없는 한 10℃에서 맑으며 패유성의 냄새와 맛이 없고 산가 0.56 이하, 요오드가 79~137, 비누화가 185~200인 것으로 광유시험법에 적합하다. 또 다른 적당한 유기용제도 비수용성용제로 쓰는 경우가 있다.
4) 현탁성주사액 중의 입자는 보통 150㎛ 이하로 하고 유탁성주사액 중의 입자는 보통 7㎛ 이하로 한다. 다만 보통 현탁성주사액은 혈관 내 또는 척수강 내에, 또 유탁성주사액은 척수강 내에 쓰지 않는다.
5) 이 제제에는 따로 규정이 없는 한 보존제, 안정제, 완충제, 용해보조제, 유화제, 현탁화제 또는 다른 적당한 첨가제를 넣을 수 있다. 다만 따로 규정이 없는 한 착색만을 목적으로 하는 물질은 넣지 않는다. 또 쓸 때 녹여 쓰는 것은 따로 규정이 없는 한 부형제 등을 넣을 수 있다.
6) 이 제제에서 수성용제를 쓰는 것은 따로 규정이 없는 한 혈액 또는 체액과 등장으로 만들기 위하여 염화나트륨 또는 다른 적당한 첨가제를, 또 pH를 조절하기 위하여 무해한 산 또는 알칼리를 넣을 수 있다.
7) 이 제제에서 분할사용을 목적으로 하는 것은 따로 규정이 없는 한 미생물의 발육을 저지하는 데 충분한 양의 적당한 보존제를 넣는다.
8) 이 제제는 피내, 피하 및 근육 내 투여만으로 쓰는 것을 제외하고는 따로 규정이 없는 한 엔도톡신시험법에 적합하다. 다만 의약품 각조에서 엔도톡신시험이 설정되어 있지 않은 것은 이를 적용하지 않는다. 용기에 10㎖를 넘게 충전한 수성용제로 엔도톡신시험법을 적용하기 어려운 경우에는 발열성물질시험법을 대신 쓸 수 있다.
9) 이 제제는 따로 규정이 없는 한 무균시험법에 적합하다. 다만 50㎖ 이상의 이 제제는 분할사용을 목적으로 하는 것을 제외하고 따로 규정이 없는 한 멤브레인필터법에 따라 시험한다. 또 용제를 첨부한 주사제에 대해서는 따로 규정이 없는 한 첨부한 용제에 녹인 것을 가지고 시험한다.

10) 이 제제의 용기는 주사제용유리용기시험법의 규정에 적합한 무색의 것을 쓴다.
    다만 따로 규정하는 경우에는 주사제용유리용기시험법의 규정에 적합한 착색용기 또는 플라스틱제의약품용
    기시험법의 규정에 적합한 플라스틱제수성주사제용기를 쓸 수 있다.
11) 수액으로 쓰는 이 제제 중 100㎖ 이상인 주사제의 유리용기에 쓰는 고무마개는 따로 규정이 없는 한 수액
    용고무마개시험법에 적합한 것을 쓴다.
12) 이 제제는 따로 규정이 없는 한 불용성이물시험법에 적합하다.
13) 이 제제는 따로 규정이 없는 한 주사제의 불용성미립자시험법에 적합하다.
14) 이 제제의 약액 실용량은 따로 규정이 없는 한 주사제의 실용량시험법에 적합하다.
15) 이 제제에서 쓸 때 녹이거나 현탁하여 쓰는 것은 따로 규정이 없는 한 질량편차시험법 또는 함량균일성시험
    법에 적합하다.
16) 이 제제에 첨부하는 문서, 용기 또는 포장에는 따로 규정이 없는 한 다음 사항을 기재한다.
    가) 이 제제에서 용제의 규정이 없는 경우에는 이 제제를 만드는 데에 쓴 용제의 명칭. 다만 주사용수 또는
        0.9w/v% 이하의 염화나트륨액 또는 pH를 조절하기 위하여 무해한 산 또는 알칼리를 쓴 경우에는 기재
        하지 않아도 된다.
    나) 이 제제에 용제를 첨부하였을 때에는 그 용제의 명칭, 내용량, 성분 및 분량 또는 비율을 기재한다. 또한
        주사제의 외부용기 또는 외부포장에 용제를 첨부하였다는 사실도 기재한다.
    다) 이 제제에 안정제, 보존제 또는 부형제를 넣었을 때에는 그 명칭 및 분량을 기재한다. 다만 용기 안의
        공기를 이산화탄소 또는 질소로 치환하였을 때에는 그 사실을 기재하지 않아도 된다.
17) 이 제제 중 2㎖ 이하의 앰플 및 이와 같은 크기의 용기 또는 2㎖를 넘고 10㎖ 이하인 앰플 및 이와 같은
    크기의 유리, 기타 이와 유사한 재질로 만든 용기의 표면에 직접 인쇄하는 경우에는 「주사액」, 「주사용」 또
    는 「수성현탁 주사액」이란 명칭 대신 「주」, 「주용」 또는 「수현주」라고 표시할 수 있다.
18) 밀봉용기에 보존한다. 다만 따로 규정하는 경우에는 플라스틱제수성주사제용기를 쓸 수 있다.

## 22. 주정제(酒精劑) – Spirits

1) 주정제는 보통 휘발성 의약품을 에탄올 또는 에탄올과 물의 혼합액으로 녹인 액상의 제제이다.
2) 이 제제는 따로 규정이 없는 한 의약품을 에탄올 또는 에탄올과 물의 혼합액에 녹여서 만든다.
    이 제제에는 필요에 따라 착색제, 방향제 등을 넣을 수 있다.
3) 기밀용기에 넣어 화기를 피하여 보존한다.

## 23. 첩부제(貼付劑) – Plasters and Pressure Sensitive Adhesives

1) 첩부제는 보통 포(布) 또는 플라스틱제 필름 등에 전연(展延) 또는 봉입(封入)한 다음 피부에 점착시켜 쓰는
    외용제이다.
2) 이 제제는 따로 규정이 없는 한 보통 수용성 또는 비수용성의 천연 및 합성고분자화합물 또는 이들의 혼합물
    을 원료 또는 기제로 하여 필요에 따라 이에 의약품을 고르게 섞은 다음 전연 또는 봉입하여 성형한다.
    이 제제 중 보통 따로 규정이 없는 한 지방, 지방유, 지방산염, 납, 수지, 플라스틱, 정제라놀린, 고무 등 및 이
    들의 혼합물을 원료로 하거나 이들을 기제로 하여 의약품을 고르게 섞어 상온에서 보통 고형으로 하여 적당한
    형태로 만든 것은 경고제라고 할 수 있다.
3) 밀폐용기 또는 기밀용기에 보존한다.

## 24. 카타플라스마제(카타플라스마劑) – Cataplasma

1) 카타플라스마제는 보통 의약품의 가루와 정유성분을 함유하는 것으로 이상(泥狀)으로 만들거나 포상(布上)에
    전연 성형하여 국소의 습포(濕布)에 쓰는 외용제이다.
2) 이 제제는 따로 규정이 없는 한 보통 의약품의 가루를 글리세린, 물 또는 다른 액상의 물질과 섞고 정유성분
    을 넣어 전질을 고르게 만든다.
    이 제제에는 필요에 따라 방향제, 보존제 등을 넣을 수 있다.
3) 이 제제에서 이상으로 만든 것은 보존 중에 성분이 분리되는 경우가 있어도 그 본질이 변화하지 않을 때에는
    고르게 섞어 쓴다.
4) 기밀용기에 보존한다.

## 25. 캡슐제(캡슐劑) – Capsules

1) 캡슐제는 의약품을 액상, 현탁상, 풀상, 분말상 또는 과립상 등의 형태로 캡슐에 충전하거나 캡슐 기제로 피포 성형하여 만든 것으로 다음 두 종류가 있다.
　　가) 경질캡슐제　　　　　　　　　　　나) 연질캡슐제
2) 경질캡슐제는 보통 캡슐에 의약품 또는 의약품에 적당한 부형제 등의 첨가제를 고르게 섞은 것 또는 적당한 방법으로 입상으로 만들거나 입상으로 만든 다음 적당한 제피제로 제피한 것을 그대로 또는 가볍게 성형한 다음 캡슐에 충전하여 만든다. 연질캡슐제는 보통 의약품 또는 의약품에 적당한 부형제 등을 넣은 것을 글리세린 또는 소르비톨 등을 넣어 소성(塑性)을 높인 젤라틴 등과 같은 적당한 캡슐기제로 피포하여 일정한 형상으로 성형하여 만든다. 필요에 따라 캡슐기제에 보존제, 착색제 등을 넣을 수 있다.
3) 이 제제는 따로 규정이 없는 한 붕해시험법 또는 용출시험법에 적합하다.
4) 이 제제는 따로 규정이 없는 한 질량편차시험법 또는 함량균일성시험법에 적합하다.
5) 밀폐용기 또는 기밀용기에 보존한다.

## 26. 크림제(크림劑) – Creams

1) 크림제는 피부에 쉽게 바를 수 있는 유중수형 또는 수중유형의 반고형 유제인 외용제이다.
2) 이 제제는 유제 또는 연고제의 제법에 따라 만든다.
3) 기밀용기에 보존한다.

## 27. 트로키제(트로키劑) – Troches

1) 트로키제는 보통 의약품이 입안에서 천천히 녹거나 붕해하도록 일정한 형상으로 만든 것으로 구강, 인두 등에 적용하는 제제이다.
2) 이 제제는 보통 다음 방법으로 만든다.
　　가) 의약품을 그대로 또는 부형제, 결합제 또는 적당한 첨가제를 넣어 고르게 섞은 것을 적당한 방법으로 과립상으로 만든 다음 활택제 등을 넣어 압축 성형한다.
　　나) 의약품을 그대로 또는 부형제, 결합제 또는 적당한 첨가제를 넣어 고르게 섞은 것을 직접 압축 성형하여 만들거나 미리 만든 과립에 의약품을 그대로 또는 적당한 첨가제를 넣어 고르게 섞은 다음 압축 성형하여 만든다.
　　다) 의약품에 백당 등의 부형제, 결합제, 습윤제 또는 첨가제 등을 넣어 고르게 섞어 습윤한 덩어리로 만든 다음 그것을 판상으로 만들어 일정한 형상으로 찍어 내거나 절단한 다음 건조한다.
　　이 제제에는 필요에 따라 교미제, 방향제, 착색제 등을 넣을 수 있다.
3) 이 제제는 따로 규정이 없는 한 질량편차시험법 또는 함량균일성시험법에 적합하다.
4) 밀폐용기 또는 기밀용기에 보존한다.

## 28. 틴크제(틴크劑) – Tinctures

1) 틴크제는 일반적으로 생약을 에탄올과 정제수의 혼합액으로 침출하여 만든 액상의 제제이다.
2) 이 제제는 따로 규정이 없는 한 생약을 조말 또는 세절하여 다음 냉침법 또는 퍼콜레이션법에 따라 만든다.
　**냉침법 :** 생약을 적당한 용기에 넣고 전체량의 약 3/4에 해당하는 침출제를 넣고 밀폐하여 때때로 저어 섞으면서 약 5일간 또는 가용성분이 충분히 녹을 때까지 상온에서 방치한 다음 무명으로 여과한다. 다시 잔류물에 적당량의 침출제를 넣어서 씻고 압착하여 침출액과 씻은 액을 합하여 전체량으로 하고 약 2일간 방치한 다음 위의 맑은 액을 취하거나 여과하여 맑은 액으로 만든다.
　**퍼콜레이션법 :** 생약에 미리 침출제를 소량씩 넣고 잘 섞어 적시고 밀폐하여 실온에서 2시간 방치한다. 이것을 적당한 침출기에 될 수 있는 대로 치밀하게 넣고 침출기의 아랫구멍을 연 다음 생약이 덮일 때까지 천천히 위에서부터 침출제를 넣고 침출액이 적하하기 시작할 때 아랫구멍을 닫고 밀폐하여 실온에서 2~3일간 방치한 다음 매분 1~3㎖의 속도로 침출액을 유출시킨다. 다시 침출기에 적당량의 침출제를 넣어 유출을 계속하여 전체량으로 하고 잘 섞어 2일간 방치한 다음 위의 맑은 액을 취하거나 여과하여 맑은 액으로 만든다. 이 조작 중 방치시간 및 유출속도는

생약의 종류와 양에 따라 적당히 변경할 수 있다. 다만 위의 어느 방법에 따라서 만들어진 제제라도 주성분의 함량 규정이 있는 것은 침출액의 일부를 취하여 주성분을 정량하여 필요에 따라 침출액 또는 침출제를 넣어 규정하는 함량으로 조절한다.
3) 기밀용기에 넣어 화기를 피하여 보존한다.

### 29. 페이스트제(페이스트劑) – Pastes

1) 페이스트제는 보통 의약품의 분말을 비교적 다량 함유하게 만든 연고제와 같은 외용제이다.
2) 이 제제는 보통 지방, 지방유, 바셀린, 파라핀, 납, 글리세린, 물 또는 이들의 혼합물을 기제로 하여 이것에 의약품의 가루를 고르게 섞어 만든다.
3) 이 제제는 패유성의 냄새가 없다.
4) 이 제제는 저장 중 응고되거나 성분이 분리되는 경우 그 본질이 변화하지 않을 때에는 고르게 섞어 쓴다.
5) 밀폐용기에 보존한다.

### 30. 환제(丸劑) – Pills

1) 환제는 의약품을 구상으로 만든 것이다.
2) 이 제제는 보통 의약품에 부형제, 결합제, 붕해제 또는 다른 적당한 첨가제를 넣어 고르게 섞은 다음 적당한 방법으로 구상으로 성형하여 만든다.
   이 제제는 필요에 따라 백당이나 다른 적당한 제피제로 제피를 하거나 전분, 탈크 또는 다른 적당한 물질로 환의를 할 수 있다.
3) 이 제제는 따로 규정이 없는 한 붕해시험법 또는 용출시험법에 적합하다.
4) 밀폐용기 또는 기밀용기에 보존한다.


## 3. 약물의 투여

약물의 흡수는 그 의약품의 용해도, 농도, 물리학적 성질 및 형태 등 여러 가지 요인에 의하여 차이가 생기지만 투여 부위 및 방법에 따라 가장 많이 바뀐다. 약물을 인체에 투여하는 방법을 살펴보면 다음과 같다.


### (1) 경구 투여(Oral administration)

약물을 내복하는 방법으로서 가장 간편하고, 안전하다. 이 방법으로는 어떠한 약물도 투여할 수 있으며 엄밀한 멸균이 필요하지 않다는 장점이 있다. 그러나 쓴맛 등 불쾌한 맛을 가지고 있는 약물이거나, 위산에 의하여 파괴가 잘되는 성분을 가지고 있거나 또는 위장 점막에 대한 자극성이 강한 것은 복용하기 어렵다는 단점이 있다. 이를 해결하기 위해 적당한 물질로 피복하여 투여한다.

소화관 내에서 일어나는 대부분의 약물 흡수는 수동적 확산에 의한 것이다. 그러므로 비이온형이고 지용성인 약물이 잘 흡수된다. 따라서 약산성인 약물은 위(胃)와 같이 산성인 환경에서 흡수가 용이하고 약염기인 약물은 알칼리성인 소장 내에서 잘 흡수될 것으로 생각할 수 있다. 그러나 위(胃)에서 이온화가 거의 되지 않는 약산성 약물일지라도 위에서보다는 소장에서 더 빨리 흡수된다. 그 이유는 위와 소장의 흡수 표면적의 차이 때문이다. 따라서 경구로 투여한 약물의 경우 약물이 소장에 빨리 도달할수록 약물 흡수는 빨라진다. 그러므로 대부분의 약물을 복용할 때 공복 시에 다량의 물을 함께 섭취하여야만 약물 흡수가 빨리 된다.

위 및 소장에서 흡수된 약물은 문맥을 통하여 간장으로 가서 대사를 거치기 때문에 그만큼 약물작용이 약하게 된다(초회 통과 효과, first pass effect). 약물을 내복할 때는 흡수가 일정하지 않고 간에서 대사됨으로 인한 생체이용률을 감안하여 주사할 때보다는 많은 용량을 사용하여야 한다. 또 효과가 나타나는 시간이 늦으므로 응급 시 사용하기는 곤란하나 대신 작용 지속시간은 길다.

## (2) 비경구 투여

위장관으로 흡수되지 않는 약물은 비경구적으로 투여한다.

### 1) 주사

약물을 주사하면 흡수가 빠르고 작용이 빨리 나타난다는 장점이 있으므로 긴급을 요하는 응급환자에게 적당하다. 또한 주사한 양이 모두 흡수되기 때문에 경구 투여보다 약리 작용의 정확성이 있다. 주사된 약물은 자유롭게 혈관 속으로 들어갈 수 있고, 환자가 혼수상태에 있거나 또는 구토가 심할 때에도 투여할 수 있으며 소화기 계통에 대한 장애도 피할 수 있다. 반면에 주사할 때는 주사 용기뿐 아니라 주사약과 주사 부위도 엄밀한 소독을 하여야만 하는 번거로움이 있다. 또한 주사할 때는 통증이 수반되며 주사용 약물은 가격이 비싸고 주사하는 데 기술을 요하는 등의 단점이 있다. 주사는 경구 투여에 비하여 안전성이 적고, 많은 부작용 또는 독작용이 나타나기 쉽다. 더구나 일단 주사한 약물은 돌이킬 수 없으므로 주사 전에 약물이나 용량 등이 정확한지 반드시 확인하여야 한다.

① 피하 주사(Subcutaneous injection)

약물을 피하에 투여하는 방법으로 주사 방법 중에서는 가장 쉬운 방법이다. 그러나 약물의 투여량이 많거나 자극성이 강하면 통증이 심할 뿐 아니라 화농까지 일으키기도 하므로 자극성이 없는 소량(보통 0.5∼2.0㎖)의 약물 주사에 주로 이용한다. 피하에는 비교적 혈관 분포가 적어서 천천히 그리고 일정하게 흡수되므로 지속적인 효과를 나타낸다. 피하주사는 투여 방법에 따라 흡수 속도가 변동될 수 있다. 피하 주사 부위를 마찰하면 그 부위의 혈액 순환이 좋아지고 약물이 보다 쉽게 퍼지므로 흡수 면적이 넓어지게 되어 약물 흡수가 빨라진다. 그러나 불용성인 약물을 현탁액(suspension) 상태로 주사하거나 pellet 상태로 피하에 심으면 작용이 수개월까지도 지속되므로 insulin이나 estrogen, testosterone 등 호르몬제 투여 시 이용된다.

② 근육 내 주사(Intramuscular injection)

보통은 둔근(gluteus muscle) 또는 삼각근(deltoid muscle)에 깊이 주사한다.

근육에는 혈관 분포가 피하조직보다 비교적 풍부하여 흡수가 빠르고 작용이 빨리 나타난다. 자극성 약물 또는 불용성 약물도 피하에 주사하였을 때보다 근육 내 주사하였을 때 견디기 쉽다. 근육 주사용의 약물은 혈액에 들어가면 색전(embolism)의 위험성이 있는 경우가 많으므로 주사 시 주사침이 혈관 내에 들어가지 않은 것을 확인한 다음에 약물을 주입해야 한다. 그 외에도 둔부에 근육 주사를 맞은 후 달리기 등 운동을 하면 혈액순환이 좋아져서 흡수가 빨라지므로 예상외의 강한 작용 내지 부작용이 나타날 수 있다.

③ 정맥 내 주사(Intravenous injection)

직접 정맥 내에 약물을 투여하는 방법으로서 작용이 가장 빨리 나타나고 혈액 중의 유효 농도를 정확하게 조절할 수 있어서 응급 시에 가장 좋은 방법이다. 자극성인 약물 또는 고장성(hypertonic)인 약물도 다른 방법으로는 주사가 곤란하지만 정맥 내에는 천천히 주사할 수 있다. 이것은 혈액에 의하여 약물이 완충 희석되고, 또한 정맥벽이 비교적 저항이 있기 때문이다. 또한 일정한 혈중농도를 유지하면서 오랫동안 작용을 지속시키기 위해서는 생리적 식염수 또는 포도당액 등을 일정 속도로 정맥 내에 주입(infusion)할 수 있다. 그러나 정맥 내 주사는 많은 단점과 위험성을 가지고 있다. 우선 혈액 성분을 파괴하거나 색전(embolism)을 일으키는 약물은 정맥 내에 주사할 수 없으며 특히 정맥 내로 일단 약물을 주사하였을 때는 이것을 돌이킬 방법이 없다. 또한 빠른 속도로 약물을 정맥 내에 주사하면 심장, 뇌 등 중요장기에 약물이 고농도로 분포되어 여러 가지 부작용과 독작용이 나타나기 쉽다. 따라서 정맥 내 주사를 할 때는 환자 상태를 관찰하면서 적어도 1분 동안에 걸쳐 천천히 주사하여야만 만약의 부작용을 줄일 수 있게 된다.

④ 동맥 내 주사(Intraarterial injection)

어떤 조직 장기에 국한하여 고농도의 약물을 작용시킬 필요가 있을 때 그 조직 장기로 분포되는 동맥에 약물을 투여하는 경우가 있다. 예를 들어, 종양이 있을 때 항암제를 국소 동맥 내에 주사하거나 특정 장기의 혈관 조영(angiography)을 위하여 국소 동맥 내에 주사한다. 그러나 동맥 내 주사는 출혈에 대비하여 주의를 해야 하며 또한 숙달된 기술도 요한다.

⑤ 뇌척수강 내 주사(Intrathecal injection)

척수 마취에서와 같이 약물을 직접 뇌척수강 내에 투여하는 방법이다. 약물에 따라서는 혈액 중에 흡수된 약물이 혈액 – 뇌 장벽(blood – brain barrier) 때문에 뇌척수에 잘 이행되지 않는 경우가 있기 때문에 이 방법은 주로 척수 마취 때 또는 드물게 뇌막염 치료 시 약물투여를 위해 사용된다.

⑥ 복강 내 주사(Intraperitoneal injection)

복강 내로 직접 약물을 투여하는 방법으로 복막은 흡수 면적이 넓어 약물이 신속히 흡수된다. 동물 실험에서는 이 방법을 많이 사용하나 임상에서는 세균 감염 및 복막 유착(adhesion)의 위험성이 있으므로 별로 사용하지 않는다.

⑦ 기타 주사

결핵 또는 penicillin 과민성 반응을 검사할 때에는 피내에 소량의 약물을 투여하며 이를 피내 주사(intracutaneous injection)라고 한다. 또한 관절염에서와 같이 관절 내에 약물을 투여하는 관절 내 주사(intraarticular injection), 심장마비(cardiac arrest)의 경우에 약물을 심장 내에 직접 투여하는 심장 내 주사(intracardiac injection) 등이 있다.

2) 흡입

기체 상태 또는 휘발성 약물은 보통 흡입으로 호흡기 계통을 통하여 투여하며 전신 마취제를 흡입하는 것이 대표적인 예이다. 이런 약물은 기름/물 분배계수(lipid/water partition coefficient)가 높아서 확산으로 폐포막을 신속히 통과하여 혈액 중에 흡수된다. 또한 이런 약물 분자들은 매우 작아서 폐포막의 구멍(pore)을 쉽게 통과할 수 있다. 수용성 약물도 분무(aerosol) 상태로 만들어 흡입시키기도 한다. 이것은 호흡기 점막에 국소 작용을 일으킬 목적으로 사용하는 경우가 많으나, 이것이 호흡기 점막을 통하여 신속히 혈액 중에 흡수되어 전신 작용을 일으킬 수 있다. 용량조절이 어렵고 폐의 상피세포를 자극할 수 있는 등 단점도 있다.

3) 점막적용

점막은 약물의 흡수가 비교적 용이하므로 점막을 통하여 약물을 투여하는 경우가 있다. 점막은 피부와 비슷하나 두께가 얇으므로 지방용해성 약물의 확산이 빠르다. 그러므로 국소 마취제의 경우 국소 작용을 일으킬 목적으로 사용하였다가 뜻하지 않게 점막에서 약물이 흡수되어 중독을 일으키기도 한다. 또한 처음부터 흡수 작용을 일으킬 목적으로 어떤 점막에 약물을 적용하는 경우도 있으나, 이를 반복함으로써 점막의 괴사가 생기기 쉽다. 예를 들면 cocaine 중독환자가 cocaine을 비점막(nasal mucosa)에 반복 적용할 경우

이의 혈관 수축 작용에 의해 비중격(nasal septum)에 구멍이 생길 수 있다.

① 설하 투여(Sublingual administration)

약물을 혀 밑에 투여하는 방법으로 구강 점막으로부터 약물을 흡수시킨다. 구강 점막은 일반 상피 세포막과 같이 지방층이므로 지방 용해성인 약물은 신속히 흡수된다. 설하 투여의 경우 위나 간을 거치지 않기 때문에 약물이 파괴되거나 작용이 약화되지 않는다.

② 직장 내 투여(Rectal administration)

약물을 직장 내에 투여하는 방법으로서 불쾌한 맛이 있거나 또는 자극성이 심하여 구토를 일으킬 수 있는 약물의 경우에 사용한다. 또한 어린이나 혼수상태인 환자와 같은 내복할 수 없는 경우에 직장 내 투여를 사용한다. 직장 내 투여 약물에는 약물의 형태에 따라 좌약과 관장제의 두 종류로 크게 나눌 수 있다. 좌약은 실온에서 고체이나 직장 내에 삽입하였을 때 체온에 의해 천천히 용해되어 약물을 방출하는 것이고, 관장제는 액체 상태의 약물을 말한다. 이 방법은 직장 및 항문에 국소 작용을 일으킬 목적으로 사용하거나 약물을 직장 점막을 통하여 흡수시킬 목적으로도 사용한다. 직장 점막에 흡수된 약물의 50% 정도는 간을 경유하지 않고 직접 전신 혈액 순환으로 들어가므로 초회 통과 효과가 적게 나타난다. 그러나 일반적으로 직장 점막에서의 흡수는 불규칙하고 불완전하며 직장 점막을 자극하는 약물이 많아 적용에 어려움이 있다.

2) 외용

피부에 약물을 바르거나 패치, 파스 등을 이용하여 붙이는 방법으로서 대개는 국소 작용을 일으킬 목적으로 사용하나 때로는 흡수 작용을 일으킬 목적으로 사용하기도 한다. 건강한 피부를 통과하는 약물은 비교적 적다. 수용성 이온 및 분자(극히 적은 것을 제외하고)는 건강한 피부를 통과하지 못하며, 지용성이 높은 약물은 확산으로 통과하긴 하지만 다른 부위에서보다는 흡수 속도가 느리다. 그것은 상피(epidermis)가 지방 장벽(lipid barrier)의 성질을 갖고 있기 때문이다. 그러나 지방 용해도가 높은 유기인 화합물 (organophosphate compound), nicotine, 사염화탄소($CCl_4$) 및 기타 유기 용매는 건강한 피부를 통해 흡수되어 중독을 일으킬 수 있다.

## 4. 약물의 체내 동태

약물이 인체에 투여된 후 치료효과가 발현되기까지의 과정은 크게 세 단계로 나누어 생각할 수 있다. 첫 번째 단계는 약물이 작은 입자 크기로 분해되고, 흡수가 용이하도록 용해되는 단계이다. 약물의 제형에 따라 약효발현 시간이 달라지므로 적절한 제형을 선택하는 것이 임상적으로 중요하다. 두 번째 단계는 약물이 흡수, 분포, 대사 및 배설되는 단계이다. 국소적으로 작용하는 약물을 제외하면 약물은 투여 부위로부터 흡수되어 순환혈류에 들어가고 이어서 신체 각부로 이행, 분포하며 일부는 작용 부위에 도달하여 고유의 작용을 발현하고 최종적으로 체외로 배설된다. 이 사이에 약물은 여러 생체막을 통과하고 또 생체 내 변화를 받는다. 세 번째는 작용 부위에 도달한 약물이 약물표적 부위와 상호결합을 통해 그 약효를 나타내는 단계이다. 이때 약물의 표적 부위라 함은 약물의 작용을 받는 수용물질을 의미하며 이러한 물질에는 수용체, 효소, 이온통로 및 수송담체 등이 있다.

### (1) 약물의 생체막투과와 흡수

투여된 약물이 순환혈액 내로 들어가는 것을 흡수라고 한다. 경구제제는 주로 소장에서, 구중정제제는 구강점막에서, 좌제는 직장점막에서 흡수되고, 흡입제제는 폐포를 통해서 흡수된다. 즉 흡수란 약물이 생체막을 투과하여 순환혈액 내로 이행하는 현상이다. 약물의 흡수는 위, 소장, 대장, 직장, 구강, 피부, 각막 등 여러 부위에서 일어나지만 그 중 소장에서 흡수가 가장 활발하다.

경구 투여된 약물이 체순환계에 흡수되기 위해서는 약물이 소화관 점막 상피세포막을 투과하여 문맥혈 또는 임파액으로 이행할 필요가 있다. 소화관 상피세포가 생체이물로서의 약물에 대하여 투과장해로서 작용하면 약물은 흡수되지 않지만 경구투여에 의해 충분히 흡수되어 약효를 발현하는 것이 대부분이다. 이러한 약물은 흡수, 분포 등의 이행과정에 있어서 여러 생체막의 관문을 통과한다.

◇ 일반적으로 약물이 생체막을 이행하는 기전으로는 다음과 같은 유형들이 있다.

1) 수동수송(Passive transport)

① 단순확산(Simple diffusion): 물질 이동이 높은 농도에서 낮은 농도 쪽으로 일어나며, 이동 비율은 세포막 양쪽의 농도구배에 비례한다. 지용성 물질들의 세포막 투과가 여기에 속한다.

② 여과(Filtration): 세공이 있는 막을 통해 용매나 용매에 용해되어 있는 물질들이 함께 이동되며, 신장 내 사구체 여과가 여기에 속한다.

2) 특수수송(Specialized transport)

① 능동수송(Active transport): 생화학적 에너지를 이용하여 물질의 농도가 낮은 쪽으로 이행하는 형태로서 주로 아미노산, 포도당 등의 영양소가 소장에서 흡수되고 신장에서 재흡수되는 것이 여기에 속한다.

② 촉진확산(Facilitated diffusion): 물질의 이동이 농도구배에 거슬러 이동하지 않는 점은 수동수송과 유사하나 담체(carrier)를 매개로 해서 이동하는 점은 능동수송과 유사하다. 근육에 의한 glucose의 수송이 여기에 속한다.

③ 식작용(Phagocytosis): 세포가 운동해서 이물을 가두는 방식으로 큰 분자의 수송에 중요하다.

일반적으로 소장점막에 있는 융모의 막은 지질로 되어 있기 때문에, 경구 투여한 약물은 분자량이 작고 지용성이 큰 비이온형 분자 형태일 때 흡수가 잘된다. 약산성 약물은 pH가 낮을수록, 약염기 약물은 pH가 높을수록 비이온형의 비율이 증가하기 때문에 흡수가 더 잘된다. 소화관 내 pH는 위가 1.0~3.5, 십이지장이 5.0~6.0, 소장이 8.0 정도이며, 산성약물은 위에서, 염기성 약물은 장에서 흡수가 더 잘된다. 그러나 장은 흡수면적이 넓기 때문에 전체적으로 흡수되는 양은 상당히 높다.

## (2) 분포

흡수 등의 과정을 거쳐 순환계로 들어온 약물은 혈액과 각 조직과의 사이에 있는 관문을 통과하여 각 조직으로 분포하여 약효를 발휘한다. 약물이 혈액 중으로부터 조직으로 이행하는 현상을 분포라고 한다. 혈액 내 약물 중 일부는 조직 중으로 분포하며, 나머지 일부는 주로 간에서 대사되거나 신장을 통해서 배설된다. 일반적으로 약물과 조직 사이의 결합이 증가하면 그 약물은 체내에 오래 머물러 있게 되므로 약물의 분포용적도 증가하게 된다.

◇ 약물의 분포에 관여하는 인자들은 다음과 같다.

### 1) 혈장단백결합

혈액 내에 들어온 약물은 혈장단백질과 결합한다. 따라서 다량의 약물이 혈액 중에 존재하게 된다. 단백과 결합한 약물은 유리약물과 평형을 이루고 있으므로 약물의 저장장소라고 할 수 있다. 비결합형의 약물은 배설되거나 대사되며 결합단백질로부터 약물이 유리된다. 단백결합약물은 신장사구체를 통해서 여과되지도 않고 생체 내 변화도 받지 않으므로 약물의 생체 내 반감기를 연장시킨다.

약물이 혈장단백질에 결합하면 약물활성이 없어지기도 하나 약물의 분포에도 영향을 미친다. 단백과 잘 결합하는 약물은 이미 결합되어 있는 약물을 유리시켜 혈중농도를 증가시키기 때문에 그 약물의 작용과 독성을 증가시키며 체내분포에도 영향을 미친다.

## 2) 약물의 세포결합

약물이 세포성분과 친화력이 있으면 결합한다. 항말라리아약인 quinacrine (atabrine)이 간이나 근육에 많이 농축되는 것은 이 약물이 nucleoprotein에 친화력이 있기 때문이다.

## 3) 혈액 - 뇌관문(Blood - brain barrier)

약물의 혈액 - 뇌관문 통과는 지용성이 높은 약물에 있어서 이행이 되며 수용성(극성) 약물은 분자량이 적은 경우에 이행이 되나 적은 편이다. 약물이 혈액 중에서 중추신경계(뇌)에 도달하기까지는 몇 가지 과정이 필요하다. 즉 혈액 - 뇌관문, 혈액 - 뇌척수관문, 뇌척수 - 뇌관문이 있다. 이러한 관문은 약물투과에 대해 지질막 역할을 하고 있어 수동확산에 의해 이행된다. 약물의 혈액 - 뇌관문 이행은 지용성 이외에 혈액성분, 뇌혈류량, 뇌관문의 수송능력, 뇌세포 내 약물의 결합과 혈장단백결합 정도 및 분배계수 등에 의해 영향을 받는다. 그리고 혈장 중 pH에서는 약염기성 약물이 비해리형이 많으므로 뇌척수액에 이행이 쉽다. 혈장단백과 결합하지 않는 유리형이 우선적으로 이행이 되며 결합한 것은 이행되기가 어렵다.

## 4) 태반관문

약물을 임신부에게 투여하면 모체에서 태아로 이행된다. 이는 약물의 태반통과를 조절하는 태반물질 통과조절기구가 있기 때문이다. 이것을 태반관문이라 한다. 실제 태반관문은 혈액 - 뇌관문에 비해 장벽이 거의 없고 극성이 매우 높은 약물을 제외하고는 비교적 잘 이행된다. 태반관문은 혈액 - 뇌관문과 유사하며 대부분 약물이 단순확산으로 태반을 통과하며 비해리형(지용성) 약물의 투과는 용이하지만, 해리형으로 지용이 적은 분자량이 1,000 이상의 수용성 물질은 투과하기 어렵다. 이행된 약물은 태아에 대해 독성을 나타내며 기관 형성기에는 선천성 이상(기형)을 일으킬 수 있으므로 임신부의 약물 투여는 신중해야 한다. 태반을 통과하는 약물로는 살리실산류, 항생물질, barbital류, 항종양제, 항당뇨병약, 안정제류, 항히스타민류, 호르몬제류, 비타민류, 영양소 등이 있다.

### (3) 대사

체내에 흡수, 분포된 약물의 다수는 체내에 존재하는 각종 효소에 의해서 화학적으로 변화하여 소변, 담즙 중으로 배설되기 쉬운 형태로 변한다. 약물 대사가 중요시되는 것은 의약품의 경우 체내에서 대사되어 그 작용을 소실하는 것이 그 의약품의 유효성에 직접 영향을 미칠 뿐만 아니라 반대로 대사물이 약리효과를 가지고 있거나 또는 발암성 등의 독성을 나타내는 경우도 적지 않기 때문이다.

약물대사가 행해지는 주된 부위는 가수분해와 같이 비교적 많은 조직에서 행해지는 반응을 제외하면 간이다. 그 밖에 신장, 폐, 장점막, 태반 등에도 대사활성이 알려져 있지만 간에 비하면 상당히 낮다. 간장 중의 약물대사에 관여하는 세포부위는 간 microsome 분획에 존재하는 약물대사효소계이며 일부 대사는 미토콘드리아 분획과 가용성 분획 중의 효소로 촉매된다.

대사반응은 크게 제1상 대사와 제2상 대사로 나눌 수 있다. 제1상 대사는 관능기를 도입하는 반응으로 산화, 환원 및 가수분해를 받아 극성기를 생성한다. 제2상 대사는 포합반응으로 모화합물이 가지고 있는 극성기 또는 제1상 대사를 거치면서 생긴 극성기에 생체성분이 결합하는 것이다. 제1상 대사의 생성물도 그대로 배설되는 것이 있지만 포합반응을 받아 한층 배설되기 쉬운 형태로 된다. 담즙 중에 배설된 대사물이 장내세균에 의해 더욱 대사를 받아 장관으로부터 흡수되어 간장으로 돌아오는 과정을 제3상 대사라고 부르는 경우도 있다.

약물대사는 동물의 종, 계통, 연령, 성, 호르몬 등 내적 인자와 의약품, 음식물 성분, 식품첨가물, 기타 환경 중의 화학물질 등의 외적 인자에 의해 변동된다. 이 변동은 이러한 내외인자가 주로 약물대사에 관여하는 여러 효소의 활성과 그 양에 변화를 줌으로써 일어난다.

(4) 배설

생체 내에 흡수된 약물 또는 대사물은 최종적으로 생체의 이물로서 체외에 배설된다. 배설경로로는 신장, 담즙, 한선, 소화관, 유선, 타액선, 호기 등이 있는데 신장으로부터 요 중으로 배설되는 경로가 일반적이다.

1) 신장배설

약물은 신장에서 3가지 경로로 배설된다. 즉 사구체여과에 의해서 혈장단백과 결합하지 않은 약물이 여과되며, 신세뇨관에서 재흡수 또는 분비된다. 따라서 약물의 요 중 배설은 사구체여과 된 양 및 분비된 양에서 재흡수 된 양을 뺀 값이다.

◇ 약물의 신장배설에 영향을 주는 요인은 다음과 같다.
① 단백결합: 혈장 단백과 결합되어 있는 약물은 사구체 여과를 받지 않기 때문에 배설 속도는 일반적으로 느리다. 그리고 약물의 단백결합이 공존하는 다른 약물에 의해서 치환되는 경우도 있다. 이러한 약물 상호작용은 비결합형 약물농도를 변화시켜 신장배설에도 영향을 미친다.
② 소변의 pH, 소변량: 요세관에서의 약물 재흡수는 일반적으로 수동확산에 의해서 진행된다. 따라서 약산성, 약염기성 약물은 pH에 의존하여 이온 해리의 정도가 변화하고 재흡수가 변동한다. 또 소변량에 의해서도 요세관강 내의 약물농도가 변화하기 때문에 그 결과에 따라 배설 속도가 변화한다.
③ 병용약물: 근위뇨세관에 있어서 같은 수송계를 거쳐 능동 분비되는 약물을 병용한 경우 길항저해에 의해서 요세관 분비가 저하한다.
④ 약물대사: 일반적으로 약물은 대사에 의해 수용성이 증가하기 때문에 요세관 재흡수는 저하하고 신장 배설되기 쉬워진다.

2) 담즙배설

간에서 분비되는 담즙은 일반적으로 외분비 소화액으로서 지방의 유화,

흡수 등 장관 내에서 중요한 작용을 가지고 있다. 빌리루빈과 같은 생체 필수물질 또는 그 대사물의 배설 경로로 알려진 담즙은 신장배설과 함께 약물을 포함한 다수 생체 이물의 중요한 배설 경로이다. 약물의 담즙배설은 신장배설에 비하여 고도로 농축된 상태로 배설된다. 십이지장으로 배출된 담즙은 다시 소장에서 재흡수되어 문맥을 거쳐 간장으로 되돌아오는 장간순환을 한다. 이것이 다시 간세포에서 담즙의 생성 분비를 촉진케 한다.

◇ 담즙배설에 영향을 주는 요인은 다음과 같다.
① 약물의 물성: 분자량, 극성, 해리정수, 지용성, 치환기 등
② 생체와 관련된 요인: 종차, 대사, 단백결합, 병태, 노화 등

## 3) 폐 배설

폐포를 통과하는 기체 또는 휘발성 물질인 ether, chloroform 등은 폐로 흡수되고 배설된다. 배설량은 흡수량과 심박출량의 영향을 받는다. 또 배기 속도는 환기의 영향을 많이 받으므로 ether, chloroform 및 CO 중독에는 인공호흡을 하며 이때 $CO_2$를 함유한 산소가 유효하다.

## 4) 유즙배설

일반적으로 수동확산에 의해 배설되며, 유즙을 거쳐 유아가 모친으로부터 오는 약물 및 대사물에 노출되기 때문에 유아의 안전성을 위해 중요하다고 할 수 있다. 항히스타민제, 설파제, 항생물질, caffeine, steroid 등이 유즙을 통해 배설된다.

## 5) 피부배설

식염, 요오드, bromine, 비소 등은 한선으로 배설된다.

## 6) 타액배설

요오드화물, 수은화합물 등은 타액으로 배설된다.

# Chapter 2. 의약품의 개발

## 1. 기초조사 및 신약의 기원

의약품 개발의 최초 출발은 기초조사, 천연물 추출, 신물질의 화학적 합성, 스크리닝 등의 과정을 거친다. 기초조사는 개발품목을 결정하기 위해 실시하는 것으로서 현재의 학문으로 개발이 가능한지의 여부를 판단하기 위한 문헌 및 시장조사 등이 포함된다.

새로운 약물은 여러 천연자원에서 발견되는 일이 많으며, 실험실에서 합성으로 만들어지는 것도 있다. 우연하게 발견되는 경우도 있고, 여러 해 꾸준한 연구결과로 얻어질 때도 있다. 역사를 통해서 보면 식물성분은 유망한 신약의 보고(寶庫)였다. 정신병약이면서 혈압강하약의 하나인 reserpine의 경우 민간에서 내려오던 인도사목(*Rauwolfia serpentina*)이라는 식물에서 분리하여 얻은 예이다. 약용식물로 알려져 있는 일일초(*Vinca rosae*)는 당뇨병에 효과적인 것으로 알려져 있었다. 그에 기반을 두어 이 식물로부터 추출한 성분을 화학적으로 규명하고, 약효 스크리닝을 한 결과 추출성분이 항암효과가 있는 것이 밝혀졌으며, 그 결과 개발된 두 가지의 신약이 항암제인 vinblastine과 vincristine이다. 식물의 활성성분이 단리되고, 구조가 결정되면 유기화학자는 그것을 실험실에서 합성을 통하여 만들 수 있다. 대개 천연화합물을 출발점으로 하는 반합성 약물들은 그 화학구조를 얼마나 변화시키는가의 정도에 따라 약리활성의 차이를 보이게 된다.

그 자체가 불활성이거나 치료상 중요하지 않은 식물성분도 반합성법을 사용하여 약리활성이 향상되어 중요한 약물로 얻어지는 경우도 있다. 예를 들어, 마과(Dioscorea) 식물은 스테로이드(steroid)를 다량 함유하고 있으며, 이 식물에서 여성호르몬인 estrogen을 얻을 수 있다.

인류의 약물 탐구에는 동물도 여러 가지 면에서 유용하다. 동물은 약물시험 및 생물학적 검정시험 등에 이용될 뿐만 아니라, 그 조직의 생리적 과정에서 만들어지는 물질을 얻을 수 있다. 소, 양 및 돼지 등의 내분비선에서 얻는 갑상선추출물, 인슐린 및 뇌하수체 호르몬 등이 그 예이다. 이후 각 호르몬의 구조가 밝혀지게 됨에 따라 전합성 및 반합성의 과정으로 호르몬성 물질들이 만들어지게 되었으며, 합성으로 만들어진 경구피임약을 그 예로 들 수 있다. 백신 등의 생물학적 제제의 제조에 동물을 쓴 것은 1796년 에드워드 제너(Edward Jenner)로서, 영국에서 천연두 백신을 제조하는 데 사용하였으며, 그 이후 동물은 수많은 인명을 구할 수 있는 백신개발에 큰 도움을 주고 있다.

오늘날의 소아마비 백신은 원숭이의 조직 배양액 중에서 얻어진 것이며, 인플루엔자 백신은 오리 또는 송아지의 임파액 중에 바이러스를 접종하여 제조할 수 있다. 앞으로 세포 또는 조직배양을 이용한 에이즈 및 암 등에 대한 백신이 개발될 가능성이 높다.

특정한 미생물을 이용하여 항생물질을 생산하는 방법으로서는 penicillin, erythromycin, chloramphenicol 등의 예를 들 수 있다. 약물의 화학구조와 활성관계에 대한 정보를 이용하여 여러 종류의 반합성 항생물질이 얻어지게 되었다. 앞으로도 미생물 배양에서 새로운 항생물질이 발견될 것이고, 그로부터 유사한 구조를 갖는 유도체들이 계속적으로 추가 개발될 것이다.

오늘날 유전공학의 발전으로 신약개발에 있어서 새로운 시대를 맞고 있다. 그리고 이 공정을 이용하여 훨씬 저렴한 경비로 항생제, 백신 및 생물학적 제제를 만들 수 있다. 유전학적인 분야에서 유래된 신약개발기술로서는 두 가지의 기본기술, 즉 DNA 재조합과 단클론 항체(monoclonal antibody) 생산을 들 수 있다. 이 두 가지 기술은 세포의 단백생산 능력에 영향을 주어 원하는 단백질을 생산하도록 할 수 있다.

DNA 재조합 기술로 거의 모든 단백질을 만들어 낼 수 있으며, 인간 같은 고등 종의 유전자 물질을 박테리아에게 이식하여 이들 하급 생물이 인간에게 필요한 단백질을 만들어 낼 수 있게 한다. 인간 인슐린, 인간 성장호르몬, B형 간염백신 및 인터페론 등이 이 방법으로 생산된다.

DNA 재조합 기술은 하급 생물의 세포 내에서의 단백질 조작을 포함하는 기술인 반면, 단클론항체 기술은 환자를 포함한 고등동물의 세포 내에서 전적으로 이루어진다. 단클론항체 기술은 원하는 항체를 생산하고 순수한 항체 생산과정을 끊임없이 자극할 수 있는 능력을 가진 세포를 이용한다. 단클론항체는 다음 세대의 기대되는 의료기술의 하나로서, 이미 여러 분야에 응용되고 있다. 예를 들어, 임신진단 시약에 단클론항체가 사용되고 있으며, 정확도가 매우 높다. 그리고 암세포의 위치를 찾아내는 수단으로서도 이용될 수 있다.

유전자 이상으로 발생하는 질병을 예방, 처치, 치료, 진단하거나 혹은 경감시키는 데 사용되는 유전자 치료법도 주목받는 차세대 기술이다. 인체는 약 10만 개의 유전자를 가지고 있으며, 이들 유전자는 거의 모든 체내기능을 조절한다. 특정세포에서는 필요한 유전자만이 발현되고, 그 유전자로부터 특정 유형의 단백질이 만들어져서 기능을 발휘하게 된다. 유전질환에 있어서는 유전자 발현이나 유전자의 배열이 변화되어 세포의 기능 이상이나 질환을 유발할 수 있다. 유전자 치료법은 이러한 유전자 이상을 치료하고자 하는 방법으로서 현재 많은 제약기업들이 암, 유전성 질환, 심혈관계 질환들을 치료할 목적으로 개발 중에 있다.

신약 후보물질 개발에 있어서 새로운 생명공학기술이 갖는 가능성으로 그에 대한 기대가 매우 높은 것은 사실이지만 여전히 화학적 합성이 아직은 가장 일반적으로 사용되고 있는 방법이다. 오늘날은 컴퓨터를 이용한 문자 모델링, 거대한 규모의 화합물 라이브러리(chemical libraries) 이용 및 대량 고효율 스크리닝(high-throughput screening) 과정의 도움으로 훨씬 효율적인 방법으로 신약 후보물질을 탐색하고 합성할 수 있게 되었다.


## 2. 약효검색 및 전임상 시험

신약은 다양한 자연자원이나 실험실 합성품으로부터 발견될 수 있다. 일부 신약들은 우연히 발견되기도 하지만 대부분은 스크리닝, 분자수식 그리고 기전에 근거한 약물설계 기법 등을 포함하여 체계 있게 설계된 연구프로 그램의 산물이다. 신약후보물질은 생물학적 활성에 대한 전임상 시험을 거쳐야만 특정 치료제로서의 활용가치가 있는지 여부를 평가할 수 있다. 약물의 안전성과 유효성을 판별하기 위하여 체내 흡수, 분포, 축적, 대사 그리고 배설에 대한 정보를 확보하고, 어떻게 신체 세포, 조직 및 기관에 작용하는지에 대한 지식을 수집해야 한다.

전임상 시험은 새로 개발한 약을 사람에게 사용하기 전에 여러 종류의 동물에게 사용하여 부작용·독성 및 유효성 따위의 문제점을 알아보고, 임상시험에 사용할 제제(製劑)에 대한 제제화 연구를 병행하여 제형(劑形)·처방 따위를 결정하는 시험이다. 전임상 단계에서 흔히 수행하는 것은 약물의 화학적, 물리학적 특성 규명 및 생물학적인 특성을 규명하기 위한 시험으로 대별된다. 신약후보물질의 구조, 화학식, 분자량, 성상 등의 다양한 화학적, 물리학적 성질을 규명하여 기초자료로 활용한다. 생물학적인 특성을 규명하기 위한 시험으로서는 약물의 약리활성 및 독성에 관한 시험을 수행한다. 그리고 그 약물이 체내에 어떻게 흡수(absorption), 분포(distribution), 대사 (metabolism) 및 배설(excretion)되는가를 연구하는 약물동태시험을 거치게 된다. 또한 제제설계를 위한 초기 제제화 연구(early formulation study)를 통하여 임상시험을 위한 시제품(initial formulation)을 개발하게 된다. 임상시험을 수행하는 동안 이 시제품은 변경 및 보완 과정을 통하여 최종제품(final formulation)으로 개발되고, 또한 시험생산단계에서 대량생산을 위한 스케일－업(scale－up) 과정을 거치게 된다.


## 3. 임상시험

임상시험이란 질병의 치료나 예방을 위한 의약품 개발에 있어 사람을 대상으로 약물의 안전성과 유효성을 확인하는 시험을 말한다. 임상시험은 보통 3단계에 걸쳐 실시한다. 임상단계에서 나온 결과물은 모두 중앙약사심의 위원회에 보고하며, 최종 3단계를 거친 뒤 학회나 지상에 발표하고 승인을 받아 시판이 허용된다.

| | 피험자 수 | 소요기간 | 목적 | 성공률(%) |
|---|---|---|---|---|
| 제1상 | 20~80명 | 수개월 | 주로 안전성 | 67% |
| 제2상 | 100~200명 | 수개월~약 2년 | 주로 유효성 및<br>몇 가지 단기간 안정성 | 45% |
| 제3상 | 300~3,000명 | 2~3년 | 안전성, 유효성, 용량 | 5~10% |

## (1) 제1상 임상시험(Phase Ⅰ)

전임상 시험(동물을 상대로 한 실험)을 거친 신약을 사람에서 처음으로 평가하는 과정이다.

비교적 제한된 수의 대상자(약 20~80명)에게 투여되며 약의 종류에 따라 다르지만 대개 건강한 성인 지원자나 특정 환자군을 대상으로 실시한다. 약의 안전성을 검토하여 안전용량의 범위를 확인한다. 또한 약물의 체내에서의 흡수, 분포, 대사, 배설에 대한 자료를 수집한다. 심각한 잠재적 독성을 갖고 있는 약물의 경우, 예를 들면, 항암제 등 세포독성약물은 일반적으로 환자를 대상으로 임상시험을 하게 된다. 이 단계의 임상시험은 단일군, 공개 임상시험이거나 또는 관찰의 타당성을 위해 무작위 배정과 맹검법 등을 사용할 수 있다. 제1상 임상시험에서 실시되는 연구는 초기 안전성, 내약성 평가, 약동학적 평가, 약력학적 평가, 초기 잠재적 치료효과 평가 중 한 가지 또는 몇 가지가 복합적으로 실시된다.

## (2) 제2상 임상시험(Phase Ⅱ)

시험약의 유효성과 안전성을 증명하기 위한 임상시험 단계로 약리효과 확인, 적정용량 및 용법을 결정하며 자세하게 관찰할 수 있는 해당 질환 환자 100~200명 내외에서 행해진다. 특히, 이 단계에서는 시험약의 정확한 평가를 위해 혈액, 간장, 신장, 심장질환 또는 합병증이 없으며 가능한 한 다른 약과의 병용요법을 쓰지 않는 환자를 대상으로 한다.

### (3) 제3상 임상시험(Phase Ⅲ)

시험약이 치료적으로 유효성이 확립된 이후 그것을 최종적으로 확증하기 위한 임상시험 단계이며 해당 질환 환자 300~3,000명을 대상으로 행해진다. 병원 혹은 임상시험센터 등 여러 기관에서 2~3년의 장시간을 두고 관찰한 후 자료 수집을 하며 일반적으로 1/1,000의 부작용 확률을 바람직하게 보고 있다. 대개 제3상 임상시험을 성공적으로 마치면 신약에 대한 시판 허가를 받게 된다.

### (4) 제4상 임상시험(Phase Ⅳ)

신약이 판매 허가를 받은 이후 제3상까지 확인하지 못한 희귀 질환의 특수 환자, 장기간의 대규모 추적연구, 장기간 투여 시 나타나는 부작용, 새로운 약물효과 등을 시험하는 단계이다. 대부분의 경우 허가 심사 없이 진행되며 제4상 임상시험을 통해 신약 사용의 최적화 결과를 얻을 수 있다.

# Chapter 3. 제제의 설계

## 1. 제형의 필요성

분말 혹은 bulk 의약품을 환자에게 직접 투약하면 용량이나 의약품의 안전성을 보장할 수 없다. 대부분의 의약품은 aspirin이나 ibuprofen처럼 mg으로 투약하지만 경우에 따라 digoxin이나 estradiol처럼 0.05~0.25mg의 적은 약으로 투약할 경우도 있다. 즉 estradiol과 같이 약 용량이 매우 적을 때 (0.05mg) 손가락으로 집으려면 어느 정도 크기는 되어야 한다. 의약품의 안전성을 보장하고 정확한 용량을 환자에게 투여할 수 있다는 점에서 제형이 필요하며 이외에도 제형은 다음과 같은 많은 장점이 있다.

(1) 대기 중 산소, 혹은 습기에 대한 약 성분의 보호
(2) 경구 투여 후 위액에서의 보호
(3) 맛, 냄새 등의 차폐
(4) 불용성이거나 난용성의 약품을 원하는 vehicle에서 액상 형태로 조제
(5) 의약품을 투명한 액상제제화
(6) 다양한 방출 조절에 의한 약리 작용을 시간에 따라 조절
(7) 국소 부위에 약효를 발휘할 수 있도록 의약품을 외용화
(8) 체강에 의약품을 삽입할 수 있도록 함
(9) 약 성분이 직접 혈관계로 들어가도록 함
(10) 흡입에 의하여 약효를 나타낼 수 있도록 함

이상의 목적을 가진 제형을 설계하려면 약물의 물리화학적 성질을 고려하여 만들어진 최적 제형이 최적의 유효성, 최대의 안정성, 최고의 정확성을 갖춤으로써 약물 작용이 최적화되도록 한다.

## 2. 제형 설계 시 고려사항

초기에 제제를 처방화한 후 약물 방출 양상, 생체이용률 및 임상적 효능을 고찰하고 제제를 대량화하기 위하여 pilot 및 대량화할 수 있는 체제를 확립하여야 한다. 이 모든 사항을 만족할 수 있는 것을 최적 처방 혹은 master fomula라 한다.

한 가지 의약품을 여러 목적에 따라 다양한 제형으로 설계할 수 있기 때문에 제제 설계 시 먼저 여러 사항을 고려해야 한다.

예를 들면 전신 작용 목적이면서 경구 투여가 필요할 때는 정제 및 캡슐제가 바람직하다. 그러나 환자가 혼수상태이거나 경구제제의 투약이 불가능할 경우, 응급한 경우에는 주사제가 바람직하다. 한편 약을 삼키기 어려운 소아의 경우 시럽제, 현탁제, 좌제 등이 바람직하며 특히 경구용 액제인 경우 분포 및 투약이 용이한 용기를 사용하는 것이 좋다. 또한 삼키기를 싫어하거나 어려운 환자의 경우 저작정(chewable tablet)이 좋다. 그러나 무엇보다도 제형의 선정에는 먼저 실제 공정이 시작되기 전에 약물을 제제화하기 위한 약물동태학적 및 약물동력학적 자료를 수집할 필요가 있으며 아울러 프리포뮬레이션 과정을 통하여 의약품의 물리화학적 성질을 규명한 후 최적 제형을 선정할 필요가 있다. 아울러 제형의 제조에는 성형을 위하여 다양한 첨가제 혹은 제제 원료가 필수적으로 요구되므로 이에 대한 자료도 확보하여야 한다.

| | |
|---|---|
| 1. 약동력적 사항 | 1) 약물의 안전성(독성, 유해 작용)<br>2) 유효성(주작용 및 부작용)<br>3) 치료목적(신속성, 서방성 등) |
| 2. 약물의 물리화학적 성질 | 1) 안정성<br>2) 용해도<br>3) 분배계수<br>4) 분말의 성질(다형, 입자도, 결정형)<br>5) 부형제와 약물과의 상호작용 |

| | |
|---|---|
| 3. 제제학적 측면 | 1) 투여경로<br>2) 제형의 형태(고형제제, 주사제, 용액제제 등)<br>3) 약 용량<br>4) 제제모양<br>5) 약물동태학적 인자(투여간격, 약 용량)<br>6) 생체이용률(붕해, 용출, 흡수 및 부형제) |
| 4. 환자 측 사항 | 1) 사용성 및 편리성<br>2) 질환<br>3) 제제의 가격 |
| 5. 제조공정 측면 | 1) 단위조작 및 장치(설비)<br>2) 원료의 입하 및 유용성<br>3) 생산 단가 및 가격 |

# 3. 프리포뮬레이션(preformulation)

모든 의약품은 그 자신만의 독특한 물리·화학적 특성을 갖고 있다. 이러한 특성은 그 물질의 확인 및 분석의 기준을 만드는 데 이용된다. 각 의약품 및 그 제형에 대해 공정서 각조가 적절한 물리·화학적 기준, 시험법 및 분석 과정을 확립하였다.

약물 고유의 물리·화학적 특성은 그 물질의 확인 및 분석을 위한 분석 시험 및 방법을 결정할 뿐 아니라 안정하고 효과적이며 안전한 제형을 위한 처방을 결정한다. 의약품은 그 제품이 의도한 반감기 동안 안정하여야 하고 다른 처방 성분과 물리화학적으로 양립할 수 있어야 하며 목적하는 생리활성을 유지해야 한다.

제형을 처방하는 데 있어 고려해야 할 의약품의 물리화학 성질은 다음과 같다.

## (1) 물리적 성상

현재 사용되는 약물의 대부분은 고형물질로 되어 있고 이들의 대부분은 결정체나 무정형으로 구성된 화학적으로 순수한 물질이다. 액제들도 어느 정도 많이 사용되고, 가스들도 사용된다.

액상 약물은 제형설계에 문제점을 가지고 있는 면이 있다. 액상 약물 대부분은 휘발성 물질이고 그것들이 계속하여 확실하게 존재하기 위해서는 대기에서 물리적으로 밀봉되어야 한다. 또한 경구투여를 의도하여도 그것들이 화학적 변형을 하지 않는 한 경구투여의 가장 일반적 제형인 정제로 만들 수 없다는 것이다. 그 예외로서 nitroglycerin이 있고 이것은 혀의 아래(설하)에 삽입하여 수초 이내에 혀 밑에서 붕해가 일어나도록 만든다. 그러나 이 약물은 휘발성이기 때문에 저장 중 정제에서 소실하는 경향이 있으므로 정제를 기밀유리용기 중에 저장하는 것이 매우 중요하다. 대개의 경우 액상약물을 경구고형제제로서 투여하는 경우에는 두 가지 방법이 있다. 첫 번째는 액상물질을 연질 젤라틴 캡슐에 봉입하는 것이고, 두 번째는 액상약물을 정제화 또는 캡슐화에 적합하도록 고형의 에스테르 또는 염의 형태로 만드는 것이다.

어떤 종류의 액상약제 특히 다량을 경구적으로 사용하든가, 국소 도포하는 데는 그것이 액체이기에 치료상 유리한 점도 있다. 예를 들면 15㎖의 유동 파라핀은 액상이므로 복용에 유리하다. 또 피부 진균 감염 치료에 쓰이는 undecylenic acid도 액상이기에 국소 사용이 편리하다. 그러나 대개의 경우 정제 및 캡슐제의 제조가 용이하므로 고형물질이 제제조제 상 바람직하다.

고형약제의 경우는 액제에 비하여 제형화 및 안정성의 문제점이 적기 때문에 신약은 정제 혹은 건조 충진한 캡슐제로서 제품화된다. 장차 제제 문제가 해결되면 같은 약물이 액제로서 시판되게 될 수도 있다. 그러나 액제보다는 대개의 경우 의사 및 환자는 작고, 맛이 없으며 용량이 정확한 정제 혹은 캡슐제를 선호하는 편이다. 따라서 약물을 고형약제로서 개발하는 것이 제약기업으로서 한층 실용적이고 또 거의 대부분의 환자에도 적합하다.


## (2) 현미경적 관찰

원료 약물의 현미경 고찰은 preformulation work에서 중요한 단계다. 현미경 고찰은 순수물질의 입자경과 입자경 범위뿐만 아니라 결정구조를 알게 해 준다. 약품의 초기 photomicrogragh와 그 후의 여러 batch에서의 photomicrogragh는 약물의 입자성이나 결정성이 변화되어 제조 과정에서 생기는 문제들에 대한 중요한 정보를 제공한다.

### (3) 입자의 크기

약물의 어떤 물리화학적 성질들은 약물의 용해속도, 생체이용률, 맛, 구조, 함량균일, 색, 안정성을 포함하여 입자경 분포에 영향을 받는다. 더욱이 유동성과 침강속도와 같은 성질은 입자경과 중요한 관계가 있다. 약물 구성성분의 입자경이 제조와 생산능률에 어떻게 영향을 미치는가를 가능한 한 빨리 규명하는 것이 중요하다. 고형제제의 만족할 만한 함량 균일성은 입자경과 제조 과정에서 약물 혹은 활성성분의 균등한 입자분포에 상당히 영향을 받는다. 결정은 비교적 규칙적인 형상을 이루는 것이지만, 분쇄에 의해 얻어지는 입자는 불규칙한 형상을 나타내는 것이 많다. 이와 같은 불규칙한 형상의 입자 크기를 어떻게 표현하는가가 문제가 된다. 입자경을 잡는 법이나 측정법에 의해 입자경이 갖는 의미는 다른 것이 되고, 결과도 다르게 되기 때문에 입자경을 표시하는 데는 반드시 그 측정법과 측정조건을 밝히는 것이 보통이다. 입자경 측정법은 현미경법, 사과법(篩過法), Coulter counter법, 침강법 등이 있다.

### (4) 분배계수 및 해리상수

약물이 약동력적 효능 및 생물학적인 반응 등 약리활성을 나타내기 위해서는, 약물 분자는 우선 생체막을 통과해야 한다. 생체막은 단백질과 지질로 구성되어 많은 약물의 통과에 대해 지질 장벽 역할을 한다. 약물 이동에 대한 이 장벽의 저항성은 투과하는 약물의 지용성과 관계가 있다. 이 생체막은 여러 약물에 대해 지질 방벽으로서 작용하고 지용성 약물이 수동확산에 흡수되는 반면에 비지용성 물질은 생체막 투과가 어렵다. 흡수 부위에서의 해리상수, 지용성, pH와 여러 약물의 흡수성과의 상호관계는 pH partition theory에 근거를 둔다.

분배계수(P)는 약물의 지용성 척도로 유상과 수상에 대한 분배 정도, 즉 친수 혹은 친유 정도를 나타낸다. 약물을 제형으로 개발하는 데 있어서는 분배계수가 꼭 고려되어야 한다.

해리정수 pKa의 측정은 이것이 약물 흡수 특성을 나타내므로 중요하다. 한편 약물의 이온화 정도와 pKa 값은 여러 투여 부위에서 흡수에 대한 영향을 평가하는 물리화학적 특성이다. 해리상수 또는 pKa는 전위차 적정으로 측정한다.

### (5) 다형

고체는 무정형과 결정형의 두 가지로 존재한다. 결정형의 경우 결정격자에는 분자가 존재한다. 결정격자란 3차원적인 반복성을 나타내는 배열로서 8가지 형태가 알려져 있다. 하나의 화합물은 때때로 하나 이상의 결정형으로 존재할 수 있고 바로 이 현상을 다형이라 한다.

다형은 항상 융점과 용해도를 포함한 물리화학적 성상이 다르게 나타난다. 약물에 있어 다형체의 존재는 거의 일반적인 것이고 이것은 적어도 모든 유기화합물에서 1/3 정도 나타난다. 화합물에 다형체가 존재하고 더욱이 비결정체나 무정형이 나타날 수 있다. 약물분자의 결정이 깨지기 위한 에너지는 무정형 분말이 깨지기 위한 에너지보다 훨씬 크므로 화합물의 무정형은 항상 대응하는 결정형보다 더 잘 녹는다. 결정 성상에서의 변화는 생체이용률, 물리화학적 안정성에 영향을 주고, 제형 공정 기능에 중요한 관련이 된다. 예를 들어 정제 과정에서 유동과 압축에 관련된 중요한 인자이다. 결정성을 알기 위하여 여러 기술이 사용되는데 가장 널리 쓰이는 방법들은 hot stage microscopy, thermal analysis, IR spectroscopy와 X-ray회절법이 있다.

### (6) 용해도

약물의 중요한 물리화학적 성질 중의 하나는 용해도이다. 약물은 치료효과를 나타내기 위하여 먼저 수용액의 형태여야 하며 반드시 적절한 수용성 용해도를 가져야 한다. 어떤 경로로 의약품이 투여되더라도 그 치료 효과를 나타내기 위해서는 어느 정도 수용성이어야 한다. 비교적 녹지 않는 화합물은 불완전한 불규칙적인 흡수를 나타내므로 치료 효과가 적다. 난용성 약물의 경우 종종 불완전한 흡수를 나타낸다. 약물의 낮은 용해도를 증가시키는 효율적인 방법은 먼저 약물의 화학적 구조 특성에 근거하여 보다 녹기 쉬운 유도체인 염이나 에스테르 등 화학적 수식을 가하는 방법이다. 만약 액상제제 형태로 약물을 제형화할 경우 약물의 용해도를 높이기 위하여 용매의 pH를 조절할 수도 있으나 많은 약물에 있어서 pH 조절은 용해도를 높이기 위한 효과적인 방법은 아니다. 약산이나 약염기성 약물의 경우 생리적 pH 범위를 벗어나거나 약물의 안정성을 저해할 우려가 있다. pH 조절에 의한 약물의 용해도는 비전해질성 약물에는 영향을 미치지 못한다. 많은 경우에 약물의 용해도를 증가시키기 위하여 공통용매를 가하거나 착물화, 미세화, 고체분산체 및 복합체화 등의 방법을 사용한다. 용해도 연구에는 그 약물의 지질에 대한 용해도 및 공존 이온효과도 고려해야 한다. 예를 들면 약물의 염산염은 염화나트륨 및 염산을 함유하는 체액 중에서 다른 염의 형태에 비해 훨씬 덜 녹는다.

약물의 용해도는 과량의 약물을 용매에 가하고 주어진 온도에서 평형에 도달시킨 후 과량의 약물은 여과하여 제거하고 용액 중 약물의 용해도를 측정하는 Higuchi 등의 방법인 평형용해도법을 사용하여 측정한다.


## (7) 용출

비록 열역학적 상수인 용해도가 높다 하더라도 생체의 약리적 효능을 나타내기 위해서는 약물이 녹거나 생체의 효능을 나타내는 속도가 중요할 수 있다. 정제나 캡슐제 형태의 고형제제로 경구 투여된 약물뿐만 아니라 pellets나 현탁제의 형태로 근육주사로 투여된 약물의 경우 약물이 흡수 부위에서 제제로부터 녹는 용출 속도가 율속인 경우가 많다. 많은 난용성 약물의 경우 용출 속도가 율속단계이므로 흡수에 영향을 주어 작용 시작점, 강도, 작용기간에 영향을 주고 결국 제형으로부터 약물의 생체이용률을 좌우한다.

물론 용출속도 자체가 정확하게 in vivo 생체이용률을 예측하지 못하는 경우가 많으나 많은 약물의 경우 약물의 흡수 속도, $C_{max}$ 및 AUC 등과 용출 속도는 상관관계를 가지고 있다. 따라서 용출속도의 평가는 제제화 혹은 최적 처방 조성을 확립하는 수단이며 많은 경우에 in vivo 생체이용률을 예측하는 유용한 수단이 된다.

### (8) 막투과성

Preformulation 연구에서 생체막을 통하는 약물분자의 투과성 연구는 근본적으로 물리화학적인 연구 특히 pKa, 용해도와 흡수를 예견할 수 있는 용출률로부터 얻을 수 있다. 막투과성 연구에 많이 이용되는 실험인 'everted intestinal sac'은 약물의 흡수성을 평가하는 데 이용될 수 있다. 이 방법에서 본래대로의 동물로부터 장관을 떼어 내어 뒤집은 다음 약물 용액을 채우면 membrane sac을 통하는 약물의 이동 정도와 속도를 알 수 있다. 이 방법을 통하여 수동수송과 능동수송을 평가할 수 있다.

생체막 투과 실험은 preformulation testing이나 초기의 제조연구에서 동물이나 사람의 흡수 효력, 약물 동력학 측정을 평가하기 위하여 또 용출과 생체이용률에 대응하는 in vitro/in vivo를 설정하기 위한 연구로 중요하다. 최근 인공장세포막인 caco cell을 활용한 약물의 흡수 연구는 최근 combinatorial chemistry에 상응하는 약효의 스크리닝을 신속하게 하기 위하여 크게 연구되고 있다.

### (9) 안정성

Preformulation의 중요한 연구 중 또 하나는 순수 약물의 물리화학적 안정성의 평가이다. 초기 원료 의약품의 순도를 먼저 확보하는 것이 필수적이다.

불순물의 존재는 이러한 평가를 결정짓는 데 오차를 일으킬 수 있다. 안정성 연구는 고형상태 및 용액상태에서의 약물 단독의 안정성 외에도 첨가제의 혼합에서 야기되는 광범위한 안정성을 포함한다. 초기 연구는 분해반응을 예견할 수 있도록 약물의 화학적 구조를 인지함으로써 시작된다. 안정성의 종류와 의미는 크게 다섯 가지가 있다.

1) 화학적 안정성: 활성 성분들이 chemical integrity와 labeled potency를 규정 범위 내에서 유지해야 한다. 온도, 빛, 습도와 같은 보관 조건, 보관 용기 선정에 중요하다. 약의 유효기간을 선정한다.

2) 물리적 안정성: 본래의 성상, 맛, 균일성, 용출성과 현탁성을 유지해야 한다.

3) 미생물학적 안정성: 무균 조건 또는 미생물 성장에 대한 저항성을 규정범위 내에서 유지해야 한다. 또한 가한 항미생물제가 유효해야 한다.

4) 치료적 안정성: 치료효과가 변화 없어야 한다.

5) 독성학적 안정성: 독성에 유의성 있는 변화가 없어야 한다.

약물 단독 및 처방 첨가제와의 물리화학적 안정성은 제품화에 매우 중요하다. 약물의 안정성은 여러 저장온도(50℃, 60℃, 70℃) 및 수분, 광선, 산소 그 밖에 강력한 분해 환경에서 연구되어야 한다. 각종 약제학적 첨가제와 함께 안정성을 연구하는 것이 제형화하기 전에 필수적으로 선행되어야 한다.


## (10) 의약품의 동정

이상의 의약품(경우에 따라서는 각종 첨가제류 등)의 물리화학적 특성을 연구하려면 먼저 의약품에 대한 확실한 정보가 필요하다. 이를 위하여 NMR, IR, UV, TLC, DSC 및 ORD 등 다양한 기기 및 분석 장비가 활용된다. 한편 의약품의 순도는 매우 중요하며 무기이온 및 중금속, 불순유기물 및 습도(수분, 용매) 등을 검사하며 DSC나 HPLC가 널리 활용된다. 의약품의 함량은 주로 UV, HPLC 및 적정에 의하여 검사한다. 가장 중요한 의약품의 품질은 외양, 냄새, 색, pH 및 녹는점 등을 점검한다. 이상의 다양한 물성 및 특성을 확인하는 방법들은 비단 의약품 원료뿐만 아니라 첨가제류 및 완제품에 이르기까지 성분의 동정, 확인 및 품질을 보증하는 데 널리 활용되고 있다.

## 4. 제제의 원료 및 첨가제

최종 제형으로 만들기 위해서는 다양한 제제 원료 및 첨가제가 필요하다. 첨가제로 사용되는 물질은 인체에 무해하고 제제 성분과 반응해서는 안 되며 기준시험법에 지장을 주어서도 안 된다. 또한 위장이나 투여 장기에 자극을 주거나 주약의 치료효과를 변화시켜서도 안 된다. 예를 들어 액제의 조제에 있어서는 한 종류 이상의 용제가 약물을 용해하기 위해 사용되며 또한 보존제는 미생물의 증식을 방지하기 위해 쓰인다. 또 착색제, 감미제는 제제의 가치를 높이기 위하여 가한다. 정제의 조제에 있어서는 제제의 용적을 증가시키기 위해 일반적으로 희석제 또는 부형제가 첨가되고 분말약물과 제제원료를 결합시키기 위한 결합제, 원활한 타정 공정을 돕기 위한 활택제, 투여 후의 붕해를 촉진하기 위한 붕해제 및 외관을 좋게 하기 위해 착색제를 가한다. 연고제, 크림제 및 좌제는 사용하는 기제의 종류 및 성질에 따라 제제의 특징 혹은 성상이 달라진다. 이와 같이 각 제형에 있어서 첨가제 및 제제 원료는 제제의 중요한 성상을 결정하고 물리적인 성상구조, 안정성, 교미 및 외관에 기여하고 있다.

한약재는 의약품 및 그 원료로 유통되지만 식품용으로 사용 가능한 다음과 같은 품목들이 있다.

※ 식품용으로 사용 가능한 원재료(한약재) 목록(117품목)

가시연꽃 씨앗(검인), 갈대뿌리(노근), 감초, 개다래나무 열매(목천료), 겐티아나, 겨우살이(곡기생), 고량강, 고본, 고수열매(호유자), 구기자, 구기자뿌리(지골피), 구절초, 국화(감국), 귤나무 열매껍질(진피), 금불초(선복화), 금앵자, 금은화(인동), 금은화, 꿀풀(하고초), 녹각, 녹용, 단삼, 당귀, 대회향(팔각회

향), 도라지(길경), 독활, 동과씨(동과자), 두충, 띠(모근), 만삼(당삼), 맥문동, 모싯대(제니), 몰약, 무우씨(내복자), 민들레(포공영), 박하, 배초향(곽향), 백강잠, 백리향(사향초), 백수오, 백합, 복령, 복분자, 복신, 비자, 비파엽, 뽕나무열매(상심자), 뽕나무가지(상지), 뽕나무뿌리껍질(상백피), 사상자, 사인, 사철쑥(인진호), 사프란, 산대추(산조인), 산사, 산수유, 산약, 삼씨(마인), 삽주뿌리(백출), 생강(건강), 생지황, 석창포, 쇠무릎(우슬), 숙지황, 아출(봉출), 알로에(노회), 어성초, 엄나무껍질(해동피), 엉겅퀴(대계), 연씨(연자육), 연잎(하엽), 오가피, 오미자, 옥수수수염(옥촉서예), 왕느릅나무 껍질(유백피), 용안육, 원지, 육계 가지(계지), 육계(계피), 육두구, 은행엽, 익모초, 익지, 작약, 잔대(사삼), 전칠삼(삼칠), 정향, 죽력, 쥐오줌풀(길초근), 지각, 지치(자근), 지황, 찔레나무 열매(영실), 차즈기씨(자소자), 차즈기잎(자소엽), 창출, 천궁, 천마, 천문동, 청피, 측백엽, 치자, 칡꽃(갈화), 칡뿌리(갈근), 침향, 택란, 토사자, 필발, 하수오, 한속단, 해당화(매괴화), 형개, 호로파, 황금, 황기, 회향, 회화나무 열매(괴각)


## 5. 제품의 안정성

약물 자체의 안정성도 중요하지만 실제 약물과 함께 많은 제제학적 원료 및 첨가제 조성은 원하는 제형의 설계에 활용될 수 있다. 즉 제품의 물리화학적 성상을 이루기 위해 이용될 수 있고 또한 제품의 모양, 냄새 및 맛을 향상시키거나 특히 가수분해나 산화반응의 방지를 위해 사용될 수 있다. 이러한 경우에 첨가되는 제제학적 조성은 조제된 특정 제형에서 약물의 안정성에 적합해야 하고 안정성을 저하시켜서는 안 된다.

의약품 등의 안정성 시험 기준에 대한 고시는 아래와 같다.

# 의약품 등의 안정성 시험 기준

식품의약품안전청고시 제2007－14호(2007. 3. 19.)

**제1조(목적)** 이 규정은 약사법 제26조, 제34조 및 같은 법 시행규칙 제27조 제1항 제3호의 규정에 따라 제출되는 의약품 및 의약외품(이하 '의약품 등'이라 한다.)의 안정성 시험에 관한 기준을 정함을 목적으로 한다.

**제2조(정의)** 이 규정에서 사용하는 용어의 정의는 다음 각 호와 같다.

① '안정성 시험(이하 '시험'이라 한다.)'이라 함은 의약품 등의 저장방법 및 사용기간 등을 설정하기 위하여, 경시변화에 따른 품질의 안정성을 평가하는 시험을 말한다.

② '장기보존시험'이라 함은 의약품 등의 저장조건하에서 사용기간(또는 유효기간)을 설정하기 위하여 장기간에 걸쳐 의약품의 물리화학 및 생물학적 안정성을 확인하는 시험을 말한다.

③ '가혹시험'이라 함은 가혹조건하에서 의약품 등의 분해과정 및 분해산물 등을 확인하기 위한 시험을 말한다.

④ '가속시험'이라 함은 장기보존시험의 저장조건을 벗어난 단기간의 가속조건이 의약품 등의 안정성에 미치는 영향을 평가하기 위한 시험을 말한다.

⑤ '중간조건시험'이라 함은 가속시험에서 유의성 있는 변화가 있을 때 중간조건에서 실시하는 시험을 말한다.

⑥ '반투과용기'라 함은 용매는 통과시키나 용질은 통과시키지 않는 용기를 말한다(반투과용기의 예: 대용량 수액(LVPs)용의 플라스틱백 또는 반고형 저밀도 폴리에틸렌백(LDPE), 저밀도 폴리에틸렌 앰플, 병 또는 바이알 등).

⑦ '사용기간 등'이라 함은 사용기간, 유효기간 또는 재시험기간을 말한다.

⑧ '생물학적 제제 등'이라 함은 생물학적 제제, 재조합의약품 및 세포배양의약품, 세포치료제 및 유전자치료제를 말한다.

**제3조(시험기준)**

① 장기보존 시험기준

　1. 로트의 선정

　　가. 시판할 제품과 동일한 처방, 제형 및 포장용기를 사용한다. 다만, 안정성에 영향을 미치지 않을 것으로 판단되는 경우에는 예외로 할 수 있다.

　　나. 3로트 이상에 대하여 시험하는 것을 원칙으로 한다.

　2. 보존조건: 사용온도에 따라 다음의 조건에서 실험해야 하며 다만, 별도의 저장온도가 설정된 경우에는 그 설정온도로 할 수 있다.

　　가. 실온보관의약품: 25±2℃/상대습도 60±5% 또는 30±2℃/상대습도 65±5%로 한다. 다만, 반투과용기의 경우 25±2℃/상대습도 40±5% 또는 30±2℃/상대습도 35±5%로 한다.

　　나. 냉장보관의약품: 5±3℃로 한다.

　　다. 냉동보관의약품: －20±5℃로 한다.

　3. 시험기간: 신약은 최소 12개월, 자료제출의약품은 최소 6개월 이상 시험한다. 다만, 의약품 등의 특성에 따라 시험기간을 따로 정할 수 있다.

　4. 측정시기: 시험개시 때와 첫 1년간은 3개월마다, 그 후 2년까지는 6개월마다, 2년 이후부터는 1년에 1회 시험한다.

　5. 시험항목: 기준 및 시험방법에 설정한 전 항목을 원칙으로 한다. 다만, 시험항목을 생략할 경우에는 그 사유를 명확히 기재하여야 한다.

② 가혹시험기준

　1. 시험조건: 광선, 온도, 습도의 3조건을 검체의 특성을 고려하여 설정한다. 다만, 검체가 원료인 경우에는 수용액 상태에서의 시험조건(광선, 온도, pH)을 포함하여 시험한다.

　2. 시험항목: 품질관리상 중요한 항목 및 분해산물 생성유무를 확인 및 정량하여야 하며, 중요한 분해산물은 그에 대한 물리화학적 성질, 독성 및 약리시험자료 등을 제출하여야 한다.

　3. 로트의 선정, 시험기간 등은 검체의 특성 및 시험조건에 따라 적절히 정한다.

③ 가속시험기준

　1. 로트의 선정: 장기보존시험 기준을 따른다.

　　가. 실온보관의약품: 40±2℃/상대습도 75±5% 또는 온도에 따른 적절한 상대습도를 고려하여 장

기보존시험 지정저장온도보다 15℃ 이상 높은 온도로 한다. 다만, 반투과용기의 경우 40±2℃/
상대습도 25% 이하로 한다.

> 나. 냉장보관의약품: 25±2℃/상대습도 60±5%로 한다.
> 다. 냉동보관의약품: 개개의 품목에 따라 별도로 기준을 정한다.

3. 시험기간: 6개월 이상 시험한다.
4. 측정시기: 시험개시 때를 포함하여 최소 3번의 시험이 수행되어야 하며, 약물의 개발단계 도중 가속시
험에서 유의적인 변화가 관찰된 경우에는 최소 4번의 시험이 수행되어야 한다.
5. 시험항목: 장기보존 시험기준에 따른다.

④ 중간조건시험 기준

실온보관의약품의 경우 가속시험에서 유의성 있는 변화가 있을 때 중간조건시험을 실시한다. 다만 30±2℃
/상대습도 65±5%에서 장기보존시험을 실시한 경우(반투과용기의 경우, 30±2℃/상대습도 35±5%)
장기보존시험이 중간조건시험을 대신할 수 있다.

1. 로트의 선정: 장기보존시험 기준을 따른다.
2. 보존조건: 30±2℃/상대습도 65±5%로 한다. 다만, 반투과용기의 경우 30±2℃/상대습도
35±5%로 한다.
3. 시험기간: 중간조건 시험결과로 사용기간 등을 정하기 위하여 12개월 이상의 중간조건 시험자료가 있
어야 한다.
4. 측정시기: 시험개시 때 및 종료시점을 포함하여 최소 4번의 시험이 수행되어야 한다.

⑤ 가속시험 및 중간조건시험에서의 유의성 있는 변화는 다음과 같다.

1. 원료: 규격에 적합하지 않는 경우
2. 제제

> 가. 초깃값보다 5% 이상의 함량변화가 있는 경우
> 나. 분해생성물이 기준 값을 초과한 경우
> 다. 제형에 따라 pH 또는 용출시험결과가 기준에 적합하지 않은 경우
> 라. 성상, 물리적 성질, 기능적 시험(예: 색, 상분리, 재현탁 정도, 케이킹, 경도, 1회 분무량 등)에서 기
> 준에 적합하지 않은 경우

**제4조(시험의 생략)** 주성분의 종류와 제형이 동일한 제제는 다음 각 후에 따라 시험의 일부가 생략될 수 있다.
다만, 제형의 특수성이 인정되는 제제는 제외한다.

① 별표 1에 의한 브래케팅디자인으로 시험한 경우
② 별표 2에 의한 매트릭스디자인으로 시험한 경우

**제5조(사용기간 등 설정기준)** ① 일반적으로 사용기간 등은 실제 수행한 장기보존시험기가 이내로 정한다.
② 장기보존시험과 가속시험 결과로 별표 3에 의한 방법으로 사용기간 등을 정할 수 있다. 다만, 생물학적 제
제 등은 제외한다.
③ 브래케팅디자인에 의해 사용기간 등을 정할 때, 주성분의 최고 분량(또는 최고 용기 충전량)을 함유한 제
제와 최저 분량(또는 최저 용기 충전량)을 함유한 제제의 시험결과에 차이가 있을 때는 안정성이 낮은 제
제의 시험결과에 따라 사용기간 등을 정한다.

**제6조(시험자료제출)**

① 시험자료는 이 규정의 시험기준에 따라 설비가 충분한 시설에서 경험과 책임이 있는 시험자에 의하여 검
증된 시험법에 따라 실시한 자료여야 하며, 다음과 같은 내용이 포함되어야 한다.
1. 시험기관의 명칭, 소재지, 시험에 사용된 주요설비 등 시설에 관한 사항
2. 시험책임자의 성명, 직책, 시험경력 및 자격면허 사항
3. 제품명, 첨가제를 포함한 원료약품의 분량, 용기 및 포장형태, 제조일자, 생산량 및 제조번호
4. 시험기간 및 보존(시험)조건
5. 시험결과에 대한 시험책임자의 종합의견

**제7조(보칙)**

① 이 규정은 의약품 등의 안정성 시험기준을 정한 것으로 타당한 사유가 있을 경우에는 보존조건 및 시험기
간 등을 변경할 수 있다.

## 6. 의약품의 포장

### (1) 의약품 포장의 목적

다양한 과정을 거쳐 최종 제품으로 만들어진 의약품은 포장을 해서 유통, 판매되게 된다. 의약품의 포장은 품질 및 유효성의 유지, 안전성의 확보를 최우선으로 해야 하고, 제제의 품질과 함께 표시사항, 표시방법의 적정화 등을 도모해야 한다.

◇ 의약품을 포장하는 목적은 다음과 같다.
1) 주위의 외적 환경요인으로부터 내용의약품을 보호
2) 환자가 복용 또는 사용 시 품질을 유지(열차단성, 방습성, 기체 차단성, 차광성, 내오염성, 내약품성)
3) 마케팅과 관련하여 판매 촉진성을 높임

### (2) 용기의 종류

의약품의 포장은 제조 후 복용할 때까지의 필요한 기간, 의약품의 품질과 함께 유효성, 안전성을 유지하기 위해 온도, 습도, 산소, 빛, 진동, 충격 또는 미생물 등 외부 요인의 영향으로부터 의약품을 보호하는 기능이 필요하다. 대한약전에서 '용기'는 의약품을 넣어 두는 것이며 용기를 막는 데 쓰이는 것들도 용기의 일부로 본다. 용기는 내용의약품에 규정된 성상 및 품질에 영향을 주는 물리적, 화학적 작용을 나타내지 않아야 한다. 용기의 종류는 밀폐용기, 기밀용기, 밀봉용기, 차광용기가 있다. 각 용기의 정의는 다음과 같다.

| 용기종류 | 정  의 |
|---|---|
| 밀폐용기 | 일상의 취급 또는 보통 보존 상태에서 고형의 이물이 들어가는 것을 방지하고 내용의약품이 손실되지 않도록 보호할 수 있는 용기를 말한다. 밀폐용기로 규정되어 있는 경우에는 기밀용기도 쓸 수 있다. |
| 기밀용기 | 일상의 취급 또는 보통 보존 상태에서 고형 또는 액상의 이물이 침입하지 않고 내용의약품을 손실, 풍화, 조해 또는 증발을 방지할 수 있는 용기를 말한다. 기밀용기로 규정되어 있는 경우에는 밀봉용기도 쓸 수 있다. |
| 밀봉용기 | 일상의 취급 또는 보통 보존 상태에서 기체 또는 미생물이 침입하지 않는 용기를 말한다. |
| 차광용기 | 광선의 투과를 방지하는 용기를 말한다. 다만, 일회용 제제인 경우 개개의 직접 용기에 투과를 방지하는 포장을 한 것을 포함한다. |

## (3) 외적 요인

◇ 의약품에 영향을 미치는 외적 요인은 다음과 같다.

1) 온도: 의약품은 고온에서 약품의 분해나 변질이 촉진되고, 저온에서 액제 및 주사제는 결정의 석출, 유화상태의 파괴가 일어난다.

2) 습도: 흡습, 탈습에 의해 유효성분 함량 저하 등 품질의 열성화가 일어난다. 기밀용기 사용, 실리카겔 등 흡습제 투입으로 해결할 수 있다.

3) 공기: 공기와 접촉에 의한 의약품의 산화반응은 의약품의 품질에 영향을 끼친다.

4) 빛: 비타민제제, 호르몬제제, 알칼로이드제제 등은 빛에 의해 쉽게 분해되므로 차광용기를 사용하는 것이 좋다.

5) 진동 및 충격: 유통 과정 중 진동, 낙하 등으로 인한 충격에 의해 의약품이 파손될 우려가 있으므로 완충제를 사용하는 것이 좋다.

## (4) 제제별 포장형태

| 제 형 | 포 장 형 태 |
|---|---|
| 정제 | PTP, SP, 낱개 포장, pillow 포장 |
| 캡슐제 | PTP, SP, 낱개 포장, pillow 포장 |
| 산제 | 분포(stick 포장), 낱개 포장 |

| 과립제 | 분포(stick 포장), 낱개 포장 |
| 연고제 | 튜브, jar |
| 좌제 | 플라스틱 용기, 알루미늄 용기, PTP |
| 수액 및 액제 | 유리 bottle, 플라스틱 bottle, softbag |

## (5) 주요 포장 형태의 특징

### 1) PTP 포장

PTP(Press through package)는 Blister 포장(blister package, BP)이라고 말하기도 한다. 정제, 캡슐제 또는 좌제 등의 단일화된 포장형태를 나타내는 것이고 특별히 정제, 캡슐제 포장의 주류로 되어 있다. 표면재질은 PVC(폴리염화비닐), 이면이 알루미늄박의 재질로 구성되고, 휴대 또는 보관이 편리하고 보호성이 우수한 특징을 가지고 있다. PVC에 PVDC(염화비닐리딘)을 라미네이트한 시트 등이 이용기도 하며, 고방습성을 발휘하기 위해 PVC 대신 PP(폴리프로필렌)을 사용하기도 한다.

### 2) SP 포장

스트립포장(Strip package, SP)은 정제, 캡슐제 등이 띠상으로 주머니 형태로 실(seal) 포장된 형태의 것을 말한다.

### 3) 낱개 포장

낱개 포장은 용기에 의약품을 직접 넣은 포장 형태로서 heat – seal이나 특수한 용기 등을 사용하지 않고, 산제, 과립제, 정제, 캡슐제의 일정 수량을 보존하기에 적당한 포장형태를 말한다. 용기의 재질은 내용의약품의 안전성을 고려해서 유리, 폴리에틸렌, 폴리프로필렌, 알루미늄캔, 양철캔 등이 이용되고 있다.

### 4) 분포품

산제, 과립제 등을 라미네트 필름을 이용하여 1회 복용량 단위로 각각에 계량, 충전하여 분할 분포한 것이다. 분포품은 단순히 복용할 때 편리성을 위한 것뿐만 아니라 의약품을 보호하고 그 품질을 유지하기 위한 방법이다. 유효성 및 안전성을 확보하기 위한 포장의 한 형태이고, 분포품에 사용되는 필름의 종류는 SP와 거의 같은 재질이다. 삼 방향 Seal 방식, 네 방향 Seal 방식, Stick 방식이 있다.

## 5) Pillow 포장

PTP 또는 SP를 실시한 의약품을 더 좋은 방습성을 확보하기 위해서 일정 수량을 폴리에틸렌 또는 알루미늄박 라미네트 필름을 사용하여 2차 포장을 한 것을 말한다.

## 6) 앰플 포장

앰플은 주로 주사제에 사용되는 밀봉용기의 하나로 의약품을 무균상태로 앰플 내에 충전 밀봉시켜 무균상태로 보존하는 용기이다. 재료로는 경질 유리재질을 많이 사용하기 때문에 충격이나 파손 및 커트 시의 유리파편의 발생 등 문제가 발생한다. 최근에는 커트 시 유리파편의 발생이 적도록 처리한 원포인트 커트 방식의 앰플을 사용한다. 내용의약품의 성분이 빛에 의한 반응성이 있는 경우 갈색 차광 앰플을 사용한다.

## 7) 바이알 포장

의약품의 분할사용을 목적으로 하기 위한 용기이며, 주로 주사제의 밀봉용기로 대부분 유리재질이다. 바이알 주사제를 사용할 때는 주사바늘을 삽입하여 약액을 필요량 또는 전량을 흡입한다.

## 8) 수액용 용기 포장

플라스틱 또는 유리 수액용 bottle과 soft bag 형태이다. 재질은 플라스틱과 유리가 있으며, 플라스틱 Bottle의 재질은 폴리에틸렌(PE), 폴리프로필렌(PP) 등이 사용된다. soft bag은 수액의 용기로 이용되고 유연성을 가지는 용기며, 소재로는 폴리염화비닐(PVC)이나, 폴리에틴렌(PE), 초산비닐수지 등이 있다.

9) 튜브

튜브는 연고제, 크림제 등의 포장으로 이용되고 있는 용기로, 가장 많이 이용되는 것은 알루미늄 튜브이다. 품질 유지성이 높고 가벼우며, 휴대하기 편리하고 유출의 위험성이 낮고 임의로 필요량을 짤 수 있는 등의 장점이 있다. 반면에 내약품성이 불충분하고, 내절 강도가 작은 단점이 있다.

10) 좌제의 성형체 포장

좌제의 성형체 포장은 좌제의 원료를 좌제품이나 성환기 등의 전용기계를 사용하여 플라스틱 컨테이너, 알루미늄 컨테이너 등의 특수용기에 연속적으로 내용물을 충전 제조하는 포장형태를 말한다.

## 1. 용제

용액제제의 용제로서는 물, 유기용매, 혼합용매 또는 각종의 용액(보통 수용액)이 이용된다. 용매 또는 혼합용매는 그 의약품(용질)에 대한 용해성과 사용목적을 고려하여 선택된다. 용액은 각각의 특성(등장성, 감미 등)을 이용해서 용제로 이용되는 일이 있다.

### (1) 용매의 분류

용매는 극성과 수소 결합능에 따라 다음 세 가지로 구분된다.

극성 용매: 강한 극성을 가지고 또한 분자의 결합에 수소 결합이 관여하는 것(예: 물)

반극성 용매: 용매 분자는 강하게 분극하고 있지만, 분자 간에 수소 결합은 없는 것(예: 아세톤, 아밀알코올)

비극성 용매: 극성이 작거나 또는 전혀 없는 분자에서 이루어지는 용매(예: 벤젠, 식물유)

### (2) 주요 용매

1) 물

물은 용액제제의 용제로서 가장 중요하다. 물의 종류 및 그 특징은 다음과 같다.

| 물 | 기원 | pH<br>(증발잔류물) | 미생물 규격 | 용도 |
|---|---|---|---|---|
| 상수 | 수돗물,<br>우물물 | 5.8~8.6<br>(50 mg/㎖ 이하) | 일반생균 100/㎖ 이하<br>대장균군 음성 | 외용액제,<br>일부 엑스제 |

| 정제수 | 상수를 정제[a] | 4.2~7.6[b]<br>(1.0 mg/100 mℓ 이하) | (오염에 주의) | 외용액제, 일반제제 |
| 멸균정제수 | 정제수를 멸균 | 위와 동일 | 무균 | 점안제 |
| 주사용수 | 물을 증류,<br>초여과 | 위와 동일 | 무균<br>발열성 물질 음성 | 주사제,<br>주입제 |

[a]증류법 또는 이온교환수지법으로 정제
[b]메칠레드, 브롬치몰블루에 의한 정색시험

## 2) 에탄올

에탄올은 대부분의 유효물질(알칼로이드염, 배당체, 정유 등)을 용해한다. 용질이 가수분해를 받지 않는 점과 용액에 미생물이 증식하지 않는 점은 물보다 우수하다. 여러 비율로 물과 혼합된 에탄올 - 물 혼합액도 자주 사용된다.

## 3) 글리세린

글리세린은 염류, 지방산, 탄수화물 등에 대해서 뛰어난 용해작용을 가진다. 고농도의 글리세린 용액에는 방부작용이 있다.

## 4) 아세톤

아세톤은 극성은 있지만, 수소 결합능이 없어서 분자의 회합은 약하고 비점은 낮다. 이러한 종류의 반극성 용매는 수소 결합능이 있는 물질(예: 물, 에탄올)과의 사이에 수소 결합을 형성한다.

## 5) 비극성 용매

클로르포름, 식물유, 벤젠 등의 비극성 용매는 일반적으로 비극성 물질을 용해시키기 쉽지만, 극성 물질(알칼로이드 등)과의 사이에서 수소 결합을 형성하여 이것을 용해시키는 것도 있다(예: 클로로포름).

## (3) 용해기전

## 1) 극성 용매의 용해작용

극성이 크고, 또한 유전상수가 큰 용매가 염을 용해하는 과정에서는, 염이 (+) (-)의 이온으로 해리해서 생성된 이온에 극성용매가 회합되어 염이 용해한다. 이와 같이 용질의 이온 또는 분자가 용매분자와 회합하는 것을 용매화라 하고 특히 용매가 물인 경우는 수화라고 한다.

극성 용매가 용질을 용해시키는 또 하나의 기전은 용매-용질 간의 수소 결합이다. 예를 들면, 저분자의 알코올이 물에 용해될 때에는, 물분자 상호의 수소 결합을 이겨 내어, 회합체가 생긴다. 분자량이 크게 되어도, 분자 내에 알코올성 OH기가 많으면, 다수의 물분자가 회합해서 용해된다. 다당류(아라비아고무, 트라가칸타 등)와 배당체가 물에 용해되는 것은 이 때문이다. 유기산, 알데히드, 케톤류 등도 수소 결합에 따라 물분자와 회합해서 용해한다.

### 2) 비극성 용매의 용해작용

비극성 용매는 극성 화합물 분자의 분자 간 힘을 이겨 낼 수 없기 때문에, 일반적으로 극성 화합물은 용해되지 않는다. 비극성 용매는 비극성 물질을 용해한다. 예를 들면, 식물유와 지방은 석유에텔에 용해된다. 비극성 용매가 극성 물질을 용해하는 일이 있지만, 이것은 극성 물질의 쌍극자의 영향으로 용매의 분극이 야기되어 영구 쌍극자(용질)-유도 쌍극자(용매)의 상호작용이 일어나는 경우(예: 에탄올이 벤젠에 용해)와 클로로포름이 알칼로이드를 용해할 때와 같이 전기 음성원자의 영향으로 부분적으로 (+)하전된 수소와 극성물질(알칼로이드) 사이에 수소 결합이 형성되는 것과 같은 경우이다.


## 2. 한약에서 추출되는 성분

### (1) 활성성분

생약의 약효를 대표하는 성분이며 알칼로이드, 배당체, 탄닌, 정유, 수지, 유지 등이 이에 속한다. 생약의 약효가 단일 성분으로만 존재하는 일은 별로 없고 대부분은 2종 이상의 활성성분이 혼재하여 전체로서 생약의 약효를 나타내고 있다. 예를 들어, 디기탈리스(*Digitalis purpurea* L.)의 강심작용에는 digitoxin과 gitoxin의 두 가지 배당체가 중요한 역할을 나타낸다.

## (2) 부성분

그 자체로는 특별한 약리활성을 가지지 않으나 활성성분의 작용을 증강시키고 침출을 도우며 혹은 작용을 완화시키거나 활성성분의 화학변화를 억제하는 등의 작용을 갖는 성분으로서 사포닌, 무기염, 유기산, 단백질 등이 자주 그 역할을 나타낸다. 예를 들어, 사포닌은 디기탈리스 중의 digitoxin의 용해를 도와 흡수를 촉진한다. 또한 키나 알칼로이드와 공존하는 타닌은 활성성분의 작용을 완화시키면서 지속시킨다. 맥각의 단백질 분해물인 히스타민, 티라민 및 아세틸콜린은 맥각 알칼로이드의 작용을 돕는다.

## (3) 무효물질

전혀 무효하거나, 유해한 가용성 성분으로 자주 제제의 용해, 보존, 외관, 약효 등에 나쁜 영향을 준다. 지방, 당류, 전분, 단백질, 효소, 고무, 점액질 등은 대개의 경우 무효하거나 해가 된다.

## (4) 불용성 물질

셀룰로오스, 리그닌, 코르크 등의 세포 또는 식물체를 구성하는 불용성의 침출되지 않는 성분들이다.

## 3. 침출방법

### (1) 냉침법

조절~조말의 생약을 상온(15~25℃)에서 침출제 중에 담가 가용성 성분을 침출하는 방법으로서 엑스제나 틴크제의 조제, 시럽제의 침출과정 등에 응용된다. 침출제로서 보통 물 또는 여러 가지 농도의 에탄올이 사용되지만 간혹 에텔 등도 사용된다. 원칙적으로 전 침출제의 약 3/4을 침출에 사용하고 나머지는 후처리할 때 보충한다. 침적이 끝나면 액의 증발을 피하여 포로 여과하여 침출액을 분리하고 잔류물을 압착한 다음 침출제로 씻고 세액을 합하여 전체량으로 한다.

## (2) 온침법

중정도의 온도($35 \sim 45\,^{\circ}\mathrm{C}$)에서 생약을 침출한다. 침출기로는 교반기가 붙은 소형의 내압솥이 가장 편리하다. 온도 조건 외에는 대개 냉침법과 동일하게 행한다. 온침법은 성분의 수율을 높이거나 침출시간을 단축시킬 목적으로 온도를 올리는 것이지만 생약성분이 열에 불안정한 경우(예: 디기탈리스)에는 그 방법을 사용할 수 없다. 또한 온침법으로 만들어진 침출액은 냉각되면 침전이 생성되므로 엑스제 이외의 조제에는 적합하지 않다.

## (3) 전침법

전제, 침제를 만들어 내는 방법이다. 생약(조절~세절)을 단시간 팽윤시킨 다음 비점($100\,^{\circ}\mathrm{C}$)에 가까운 온도의 정제수로 침출한다.

## (4) 퍼콜레이션법

퍼콜레이션(percolation)법은 침출기(percolator)에 충전한 분말 생약층에 침출제를 통과시켜 가용성 성분을 침출하는 방법으로 19세기 초 프랑스에서 시작되었다. 퍼콜레이션은 팽윤, 충전, 냉침, 배출의 순서로 진행된다.

# 4. 계면활성제

계면활성제는 액체에 용해해서 그 표면(계면) 장력을 현저히 저하시키는 물질이다. 가용성 비누(긴사슬지방산의 가용성염)를 예로 들어 계면활성제의 작용기전을 설명하면 아래와 같다.

가용성 비누의 주성분은 긴사슬지방산의 가용성염(예: 팔미틴산나트륨)이고, 분자는 소수성의 탄화수소 부분과 친수성의 카르본산염(물에 용해하여 $-COO^-$를 생성한다.)으로 되어 있다. 이것을 물에 용해시키면, 낮은 농도에서는 비누 분자가 옆으로 누인 모양으로 물의 표면 위에 흡착하지만, 농도를 높이면 비누 분자는 친수성이 강한 $-COO^-$가 표면의 물 분자에 끌어당겨지고, 소수성의 탄화수소 쪽이 물의 표면으로부터 밀려지는 상태로 수면에 펼쳐져 응축막을 만든다.

비누의 탄화수소 간에는 van der Waals 힘이 작용하기 때문에 응축막은 그대로 모양을 유지하려는 경향이 있다. 수면 상에 이와 같은 막이 생긴 결과물의 표면 분자는 비누로부터 위쪽을 향하는 인력을 받기 때문에 내부의 분자와 같이 에너지적으로 균형이 잡힌다. 즉 비누(계면활성제)에 의해 물의 표면장력은 현저히 감소된다.

계면활성제는 한 개의 분자 내에 친수성기와 소수성기(친유성기)를 함께 가지고 있는 구조상의 특성이 있다. 계면활성제는 유화성, 분산성, 습윤성, 가용화성, 기포성, 침투성 등의 성질을 가진다.

계면활성제는 그 친수성기의 성질(이온성, 비이온성 등)을 기준으로 음이온성 계면활성제, 양이온성 계면활성제, 양성 계면활성제, 비이온성 계면활성제, 기타 등으로 분류할 수 있다.


# 5. 분급

분쇄되어 뒤섞인 입자나 과립 등의 제제 중간품을 입도에 따라서 입자군으로 하는 조작을 분급이라 하며 제제의 품질 설계나 제조에는 불가결의 기본 조작의 하나이다. 분급은 크게 나누어서 체를 사용하는 방법(사별분급)과, 입자가 유체 중에서 받는 저항의 차를 이용하는 방법이 있다. 입도가 다른 이종 물질의 분체 혼합물을 단체로 분급하는 경우는 보통 분별이라는 말을 사용하며 분급과는 다소 의미가 다르다.

## (1) 사별 분급

대한약전의 통칙에 체의 규격이 수록되어 있다. 즉 의약품(주로 생약)의 절도 및 분말도의 명칭과 체 번호의 관계에 대한 규정이 아래와 같이 규정되어 있다.

| 체의 번호 | 4호<br>(4,760 $\mu$m) | 6.5호<br>(2,800 $\mu$m) | 8.6호<br>(2,000 $\mu$m) | 18호<br>(850 $\mu$m) | 50호<br>(300 $\mu$m) | 100호<br>(150 $\mu$m) | 200호<br>(75 $\mu$m) |
|---|---|---|---|---|---|---|---|
| 위의 체를<br>통과한<br>것의 명칭 | 조절<br>(粗切) | 중절<br>(中切) | 세절<br>(細切) | 조말<br>(粗末) | 중말<br>(中末) | 세말<br>(細末) | 미세말<br>(微細末) |

보통의 목적에는 원형 또는 방형의 틀(목제 또는 금속제)에 금망을 부착한 것이 사용된다. 망의 형상, 길이, 틀에 부착시키는 방법은 분급의 정도(精度)에 영향을 미치므로 충분한 주의가 필요하다. 분말을 망의 위에 놓고 체를 수평으로 선회 운동시켜 흔들고 또 측면을 가볍게 두들겨 흔들어 준다. 체의 구멍을 통과하지 않고 남는 부분은 다시 분쇄한 후 체로 거른다. 대량의 분말을 처리하기 위해 여러 가지 형의 사별기가 있다.

## (2) 기류 분급

사별 분급법으로는 200mesh 이하의 미립을 분급하는 것은 곤란하다. 이와 같은 경우, 물이나 공기 등의 유체 사이를 입자가 침강하는 속도의 차를 이용하는 분급이 행하여진다. 분급에는 건식법과 습식법이 있지만, 의약품

분체를 습식으로 분급하는 것은 드물기 때문에 건식법만 언급하기로 한다.

기류 분급 장치는 중력, 관성력, 원심력 등을 이용하는 방식으로 분류된다.

1) 중력식: 관내를 상승하는 기류 중에 분체를 송입하면 세립은 공기와 같이 위쪽으로 이동하지만 조립은 관내를 낙하한다. 가장 간단한 기류 분급 방식이지만 정도(精度)는 좋지 않다.

2) 관성식: 입자를 함유한 기류의 흐르는 방향을 급히 변경하면 입자의 중량의 차에 의해 날아가는 거리가 달라진다.

3) 원심식: 원심력을 이용하면 미분의 침강을 극히 빠르게 할 수 있다.


## 6. 혼합

일반적으로 2종 이상의 약품을 혼합하여 약제를 만드는 경우, 혼합계의 성상에 따라서 방법이 다르지만, 다음과 같이 크게 나눌 수 있다.

(1) 고체와 고체를 혼합하는 경우
- 산제나 정제의 성분을 혼합하는 것
(2) 대량의 고체와 소량의 액체에서 이루어지는 계, 또는 연조한 계를 휘저어 섞는 경우
- 습식조립의 전처리로서 성분 약품 등을 혼합하는 경우
(3) 소량의 고체와 다량의 액체에서 이루어지는 계, 또는 유동성인 계를 혼합하는 경우
- 반고형 제제의 조제

혼합조작은 원료분체의 입자도, 밀도, 형상, 부착응집성, 유동성, 표면 상태 등이 영향을 주며, 혼합물의 용적비, 무게비, 혼합성분의 수도 중요한 인자가 된다. 그 밖에 혼합기의 형식, 크기, 조작조건(원료 장입률, 혼합기의 회전속도, 혼합시간) 등의 혼합기에 관계하는 인자가 분체의 물성과 더불어

영향을 미친다.


## 7. 조립

조립(granulation)은 거의 균일한 크기의 형태로 '입(粒)'을 만드는 조작이다. 이 조작은 세립, 과립제, 정제 제조의 중간물과 캡슐제의 제조에 없어서는 안 될 중요한 조작이다. 조립법은 크게 건식법과 습식법으로 나눌 수 있다.

### (1) 건식법

원료 분말을 그대로 또는 분말상의 결합제와 혼합하여 강압에 의해 slug (소괴) 또는 sheet상 물질을 형성하고 이들을 적당한 입자경으로 과립을 만드는 방법으로 물, 열에 불안정한 의약품에 응용된다.

### (2) 습식법

원료 분말에 결합제의 용액을 가해, 연화기 등으로 혼화하고 조립, 건조, 정립 등의 공정으로 조립하는 방법으로 현재 가장 많이 사용되고 있다. 습식법은 조립 메커니즘에 따라 다시 압출 조립, 유동층 조립, 파쇄 조립, 압축 조립, 전동 조립, 분무건조 조립으로 나눈다. 대부분 의약품은 압출 조립, 유동층 조립, 파쇄 조립의 방법으로 제조되고 나머지는 특수한 경우에 이용되고 있다. 일반적으로 주약으로만 조립하는 일은 적고 각종 첨가제, 예를 들어 부형제, 결합제 또는 붕해제 등을 첨가한다. 습식법은 원료 분말의 성질에 따라서 적당한 결합제의 선택이 필요하다. 액체의 존재하에 입자끼리 결합하는 메커니즘에 대해서는 입자 간의 간극에 있어서 모관력이나, 표면장력이 입자를 결합시키는 주 역할을 하여 입자는 점차 크게 된다고 생각되지만, 건조 후에도 결합력을 남게 하기 위해서는 접착적인 역할을 갖는 결합제를 필요로 한다.

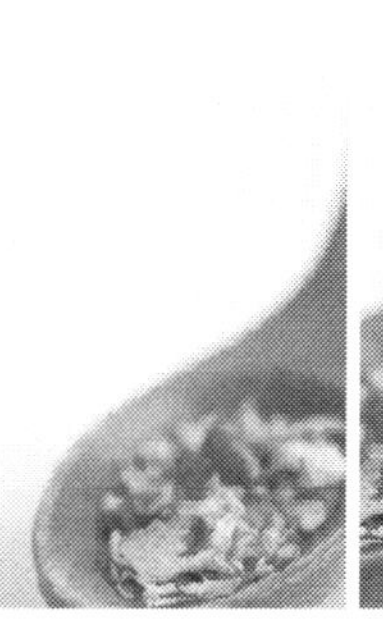
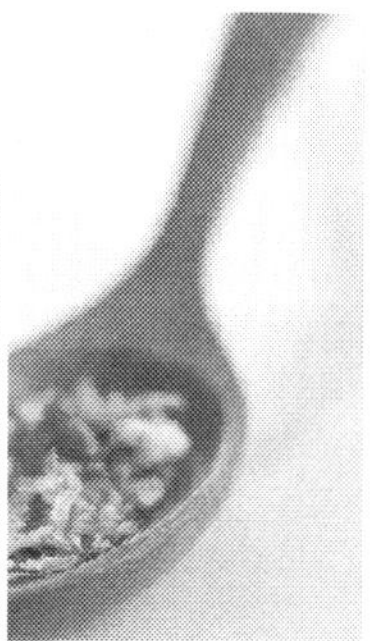
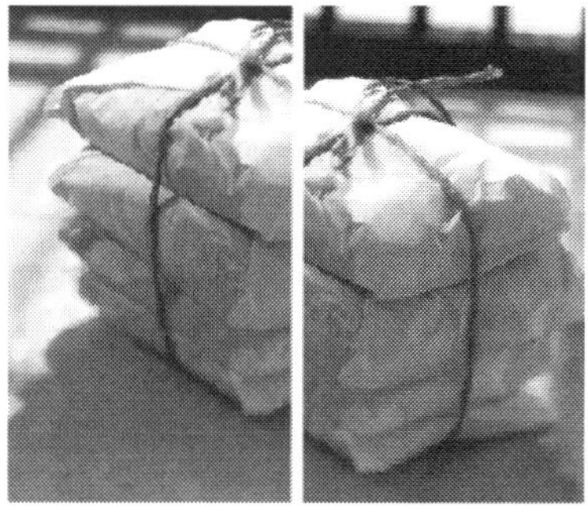

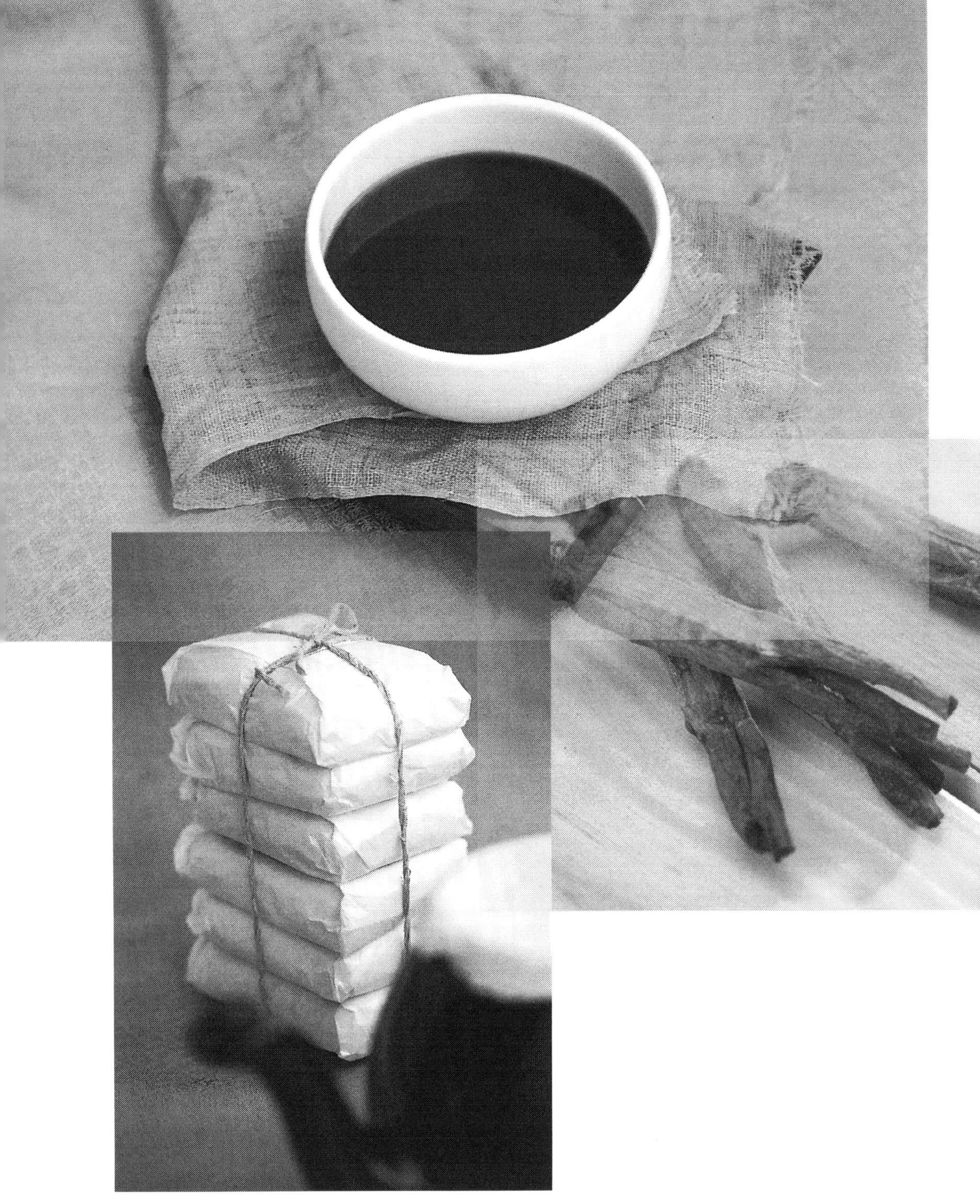

# Chapter 5. 엑스제와 유동엑스제

## 1. 엑스제

엑스제는 보통 생약의 침출액을 농축하여 만든 것으로 생약 자체에 비하여 양이 적고 흡수가 빠르게 되어 예비 제제로서 이용되고 있지만, 발효 및 곰팡이가 생기기 쉽고 품질이 고르지 못한 것이 결점이다. 농축(85℃ 이하, 가능하면 감압하여 농축함)의 정도에 따라서 물엿과 같은 조도의 연조엑스제와 농축하여 50℃ 이하에서 건조한 것을 냉시 분쇄하여 균일한 분말로 한 건조엑스제가 있다. 연조엑스제는 그대로 사용하는 것은 적고 적당한 부형제를 첨가하여 산제, 환제로 하든가 좌제 또는 연고제로 사용되는 경우가 많다. 건조엑스제는 농축법으로 만든 것은 산제로 사용할 수 있고, 동결 건조법 및 분무법 등으로 제조한 것은 더욱 안정한 제제로 이용할 수 있어서 과립제 및 정제를 제조할 수 있다. 원료 생약은 보통 조말로 한 것을 쓰고 냉침법, 온침법 또는 퍼콜레이션법으로 침출한다. 침출한 후 필요에 따라서 적당한 희석제를 사용하여 함량을 조절한다.

〈감초 엑스의 제조〉

① 감초 세절 1kg을 정량하여 용기에 담는다.

② 위 약재에 상수 또는 정제수 5ℓ를 넣고 2일간 냉침한 후 무명으로 여과한다.

③ 다시 상수 또는 정제수를 3ℓ를 넣어 12시간 냉침하고 무명으로 여과한다.

④ ②, ③ 냉침액을 합하고 증발하여 전체량은 $3\ell$ 로 한 다음 식힌다.

⑤ 에탄올 $1\ell$ 를 넣고 2일간 냉소에 방치한다.

⑥ 여과한 후 여액을 증발하여 연조엑스로 한다.

$$\boxed{\text{실 습 노 트}}$$

**실습일:**　　　년　　월　　일

| |
|---|
| <u>실습제목</u> |
| <u>실습목적</u> |
| <u>실습재료</u> |
| <u>실습방법</u> |

<u>실습결과</u>

<u>고찰</u>

## 2. 유동엑스제

  유동엑스제는 생약의 침출액으로 보통 그 1㎖에 생약 1g 중의 가용성 성분을 함유하도록 만든 액상의 제제이다. 이 제제는 조말 또는 세절의 생약을 사용하여 퍼콜레이션법으로 침출하여 제조한다. 침출은 제1침출제와 제2침출제 두 종의 침출제를 사용한다. 주성분 함량의 규정이 있는 것은 함량을 조절하고 최후의 용량을 조절한다. 이 제제는 침출액이 농축되고 또 성분이 거의 변화되지 않는 상태로 보존된다.


〈길경 유동엑스의 제조〉


① 길경 1㎏을 조말로 절단하여 용기에 담는다.

② 제1침출제(25vol% 에탄올)를 넣어 잘 섞어서 적시고 용기를 밀폐하여 실온에서 약 2시간 방치한다.

③ 이것을 적당한 침출기에 될 수 있는 대로 치밀하게 넣는다.

④ 침출기의 아랫구멍을 열고 생약이 덮일 때까지 천천히 위로부터 제2침출제(25vol% 에탄올)를 넣는다.

⑤ 침출액이 적하하기 시작했을 때 아랫구멍을 닫고 밀폐하여 실온에서 2~3일간 방치한다.

⑥ 분당 0.5~1.0㎖의 속도로 침출액을 유출시킨다.

⑦ 처음에 얻은 850㎖를 제1침출액으로 하여 따로 저장한다.

⑧ 다시 침출기에 제2침출제를 추가하여 유출을 계속하여 제2침출액으로
한다.

⑨ 제2침출액을 될 수 있는 대로 생약의 휘발성분이 소실되지 않도록 조
심하면서 농축하여 제1침출액에 합한다.

⑩ 제2침출제를 넣어 1,000㎖로 하여 2일간 방치한다.

⑪ 위의 맑은 액을 취하거나 여과하여 맑은 액으로 만든다.

실 습 노 트

**실습일:　　　　년　　　월　　　일**

| |
|---|
| <u>실습제목</u> |
| <u>실습목적</u> |
| <u>실습재료</u> |
| <u>실습방법</u> |

<u>실습결과</u>

<u>고찰</u>

틴크제는 생약을 에탄올 또는 에탄올과 정제수의 혼합액으로 침출하여 만든 액상의 제제이다. 원료 생약은 세절 또는 조말의 것을 사용하여 보통 생약 100~200g에서 틴크제 1,000㎖를 만든다. 침출은 냉침법 또는 퍼콜레이션법을 따른다. 침출 후에는 가열하거나 침출액을 증발시키지 않는다. 주성분의 함량을 조절하기 위해서는 침출액 또는 침출제를 가한다.

〈고추 틴크의 제조〉

① 고추 100g을 중절로 절단하여 적당한 용기에 넣는다.

② 에탄올을 넣어 전체량을 1,000㎖로 맞춘다.

③ 밀폐하여 때때로 저어 섞으면서 약 5일간 상온에서 방치한 다음 무명으로 여과한다.

④ 다시 잔류물에 적당량의 에탄올을 넣어서 씻고 압착하여 침출액과 씻은 액을 합하여 전체량으로 한다.

⑤ 약 2일간 방치한 다음 위의 맑은 액을 취하거나 여과하여 맑은 액으로 만든다.

# 실 습 노 트

**실습일:　　　　　년　　　월　　　일**

| |
|---|
| 실습제목 |
| 실습목적 |
| 실습재료 |
| 실습방법 |

<u>실습결과</u>

<u>고찰</u>

<u>실습결과</u>

# Chapter 7. 탕제

탕제(湯劑)는 또한 전제(煎劑)라고도 말하며 이것은 일종의 액체제제이다. 즉 약물에 물을 가하여 전자한 후에 찌꺼기를 제거한 것이다. 쉽게 흡수되고 치료효과도 비교적 빠르며 제제 준비과정이 간단한 점 등의 특징을 구비하고 있지만 맛이 쓰거나 혹은 양이 많은 까닭으로 복용과 휴대하는 데에는 불편하다.

탕제를 전자하기 전에는 반드시 먼저 약물을 30분~1시간 동안 침포해서 유효성분을 우려내기 쉽도록 하는 것이 좋다. 통상적으로 재탕을 할 수 있으며 대략 전자하는 데 필요한 물의 양은 약물 위로 1.5~2cm 정도가 적당하고 가열하여 20~30분 정도 끓인 뒤에 약액을 쏟아 내고 재탕할 때는 약물이 잠길 정도로 물을 넣고 20분 정도 끓인 뒤에 찌꺼기를 제거한다.

해표(解表)를 목적으로 하는 탕제는 정유성분이 휘발되는 것을 방지하기 위해서 물의 양이 적어야 함은 물론이고 전자하는 시간도 짧은 것이 좋다. 그리고 자보(滋補)를 목적으로 하는 탕제의 경우는 물의 약이 많아야 하며 아울러 전자하는 시간도 길게 함으로써 유효성분을 충분히 추출해야 한다.

그러나 각종 약물의 특성이 다르기 때문에 처방 중 구성 약물 차이와 그 상황에 따라서 조절해야 한다. 그 방법은 다음과 같다.

(1) 선전(先煎): 광석, 패각류 약물들은 그 질이 치밀하고 단단하기 때문에 반드시 선전하는 것이 좋다. 즉 먼저 무화(武火)로 가열하여 15분 정도 끓인 후에 재차 기타의 약물을 넣고 끓임으로써 약물의 유효성분을 충분하게 우려내는 데 편리하도록 하는 것이다.

(2) 후하(後下): 방향성 약물류의 대다수가 정유 성분을 함유하고 있기 때문에 이것들은 반드시 후하해야 좋다. 즉 기타의 약물을 15분 정도 끓인 후에 재차 방향성 약물을 넣고 5~10분 정도 같이 끓이는 것이다. 이것은 방향성 약물을 너무 오래 끓임으로써 유효 성분이 휘발되어 약효가 감소되는 것을 방지하기 위함이다.

(3) 포전(包煎): 점성이 비교적 강한 약물들은 직접 물에 넣고 끓이면 용기에 쉽게 눌어붙게 되며 또한 잔털이 있는 약물들은 직접 물에 넣고 끓이면 약액 중에 잔털이 쉽게 제거되지 않아 복용 시에 인후를 자극하게 된다. 그러므로 전자하거나 여과하는 데 장애가 있는 약물들은 반드시 따로 싸서 다른 약물과 함께 끓여야 한다.

(4) 별전(別煎): 귀중한 약물들의 유효성분을 더욱 효과적으로 전출하고자 하며 아울러 손실되는 것을 방지하기 위해서는 반드시 먼저 별전하여 약액을 취하고 남은 약물을 다시 기타의 약과 함께 끓인 후 먼저 별전한 약액과 혼합해서 복용한다.

(5) 충복(沖服): 귀중하면서도 용량이 비교적 적거나 혹은 탕제로 적합하지 못한 약물(예: 琥珀, 朱砂 등)들은 분말을 만들어 탕제에 혼합하거나 혹은 온수에 풀어서 복용한다.


〈갈근탕의 제조〉


① 절단 또는 파쇄한 갈근 8g, 마황 4g, 계피 3g, 작약 3g, 감초 2g, 대추 4g, 건강 1g을 정량하여 1포로 만든다.

② 이상의 생약을 용기에 넣고 물 300㎖를 첨가한다.

③ 30분간 끓인 후 여과하여 찌꺼기를 제거한다.

실 습 노 트

**실습일:　　　년　　월　　일**

| |
|---|
| <u>실습제목</u> |
| <u>실습목적</u> |
| <u>실습재료</u> |
| <u>실습방법</u> |

<u>실습결과</u>

<u>고찰</u>

주제(酒劑)란 술을 용매로 하여 약물의 유효성분을 추출한 액체제제이다. 즉 통상적으로 약주(藥酒)라고 한다. 약주는 장기간 보존할 수 있을 뿐만 아니라 복용이 간편한 장점이 있지만 술을 못 마시는 환자나 술을 금기해야 하는 질환에 대해서는 사용하기 힘들다.

만드는 방법은 냉침법과 열침법 두 가지가 있다.

(1) 냉침법: 약물을 절단 혹은 조말로 만들어 일정량의 백주 또는 황주를 넣고 밀봉해서 침포하는 것인데 매일 1회씩 저어 주거나 흔들어 준다. 일반적으로 30일 정도를 침포했다가 상부의 맑은 액을 취하여 여과해서 복용한다.

(2) 열침법: 절단 혹은 조말로 만든 약재를 일정량의 술에 넣고 중탕 혹은 증기로 끓도록 가열한 다음에 곧 꺼내서 약과 함께 술병이나 혹은 항아리 속에 담아서 15~20일간 밀폐하여 침포한 뒤에 상부의 맑은 액을 취하여 여과해서 복용한다.

〈모과주 제조〉

① 홍화 20g, 천궁 20g, 진교 20g, 우슬 20g, 강활 30g, 독활 30g, 상기생 20g, 귤피 30g, 오가피 30g, 모과 40g, 옥죽 40g, 치자 75g을 정량한다.

② 정량한 생약을 적당히 찧어서 용기에 넣는다.

③ 백주 11.2kg을 첨가하고 밀봉한다.

④ 30일간 냉침 후 상부의 맑은 액을 취하여 여과한다.

# 실 습 노 트

**실습일:　　　년　　월　　일**

| |
|---|
| <u>실습제목</u> |
| <u>실습목적</u><br><br><br><br> |
| <u>실습재료</u><br><br><br><br> |
| <u>실습방법</u><br><br><br><br><br><br><br><br><br><br> |

<u>실습결과</u>

<u>고찰</u>

# Chapter 9. 시럽제

시럽제에는 백당 등의 농후 수용액(단미시럽), 단미시럽에 방향 성분 및 생약 성분을 첨가한 것(방향시럽), 앞의 2종에 의약품을 용해 또는 현탁시킨 것(약용시럽), 복용 시 물을 가하여 용해 또는 현탁시켜서 시럽으로 만드는 것(드라이시럽) 등 4가지 종류가 있다.

일반적으로 시럽제 중의 백당 함량은 대단히 높은데, 이것은 그 점도와 감미를 적당하게 해 줄 뿐만 아니라 미생물의 발육에 필요한 수분이 충분히 존재하지 않게 함으로써 안정성을 높인다.

〈단미 시럽 제조〉

① 백당 850g에 정제수를 가하여 최종 1,000㎖의 용액을 만든다.

② 저으면서 100℃까지 가열한다.

③ 여과한 후 식힌 다음 밀봉하여 보관한다.

〈오미자 시럽 제조〉

① 오미자 50g을 적당히 분쇄한 후 용기에 담는다.

② 에탄올 30㎖와 끓는 물 180㎖를 첨가하여 3일간 침적한다.

③ 여과한 후 찌꺼기에 끓는 물 180㎖를 첨가하여 같은 방법으로 2일간 침적한 후 여과한다.

④ 두 번의 침출액을 섞은 후 방치한다.

⑤ 상층의 맑은 액 300㎖를 취한다.

⑥ 따로 sodium benzoate 2.5g에 적당량 물을 가하여 용해하고 적당량의
단미시럽과 함께 천천히 ⑤번 액에 첨가하여 최종 1,000㎖로 한 후
교반하고 여과한다.

# 실 습 노 트

**실습일:　　　　　년　　　월　　　일**

<table>
<tr><td>실습제목</td></tr>
<tr><td>실습목적</td></tr>
<tr><td>실습재료</td></tr>
<tr><td>실습방법</td></tr>
</table>

<u>실습결과</u>




<u>고찰</u>

# Chapter 10. 산제

　산제(散劑)는 약물을 찧거나 갈아서 세분으로 만들거나 혹은 몇 종류의 약분을 고르게 혼합해서 만들어지는 것이다.

　산제의 장점은 저장, 휴대, 내복 혹은 외용에 간편한 것이다. 특히 내복으로 할 때의 흡수가 환제보다 빠르며 또한 가열하는 것이 좋지 못하고 물에 용해되지 않는 많은 약물에 대해서도 모두 산제로 만들어서 내복할 수 있다.

　산제를 만드는 방법은 통상적으로 처방 중의 약물을 건조시키고 나서 혼합하여 세분이 될 때까지 반복하여 갈아서 완성한다.

　특히 유지(油脂)를 함유하고 있는 약물(예: 행인, 산조인 등)은 먼저 처방 중의 기타 약물을 세분으로 만든 다음 유지를 함유하고 있는 약물과 함께 혼합한 뒤 간다. 그 이유는 건조한 약물로 하여금 많은 유지를 흡수케 해서 갈기 편리하도록 하기 위함이다.

　또 질이 유연하고 점성이 비교적 큰 약물(예: 숙지황, 산수유, 구기자 등)은 먼저 갈아 놓은 기타 약분의 일부분을 취해서 함께 혼합하여 작은 덩어리로 만든 후에 쇄건 혹은 홍건한다. 그 후 재차 세분으로 만들고 고르게 혼합한다.


〈오패산(五貝散) 제조〉

① 오적골 850g, 패모 150g을 정량한다.

② 위 생약을 분말로 만든 후 체로 친다.

③ 약 분말에 등피유 3.5㎖를 첨가하여 혼합한다.

④ 1포에 5g씩 나누어 포장한다.

※ 주의사항: 오적골은 먼저 물로 1주일간 표세 후 건조하여 분쇄한다.

실 습 노 트

**실습일:       년     월     일**

| |
|---|
| <u>실습제목</u> |
| <u>실습목적</u><br><br><br><br> |
| <u>실습재료</u><br><br><br><br> |
| <u>실습방법</u><br><br><br><br><br><br><br><br><br><br><br><br> |

<u>실습결과</u>

<u>고찰</u>

<u>실습결과</u>

# Chapter 11. 캡슐제

캡슐제에는 의약품을 젤라틴 캡슐에 충전한 경질캡슐제와 탄력성이 있는 젤라틴 막으로 피포 성형한 연질캡슐제가 있다. 캡슐제는 젤라틴을 용해 또는 팽윤시키지 않는 의약품에 적용한다. 경질캡슐제에는 분말 또는 과립이, 연질캡슐제에는 분말, 현탁상, 페이스트상 또는 유상 물질이 봉입된다. 캡슐제는 아래와 같은 장점이 있다.

 (1) 약물이 젤라틴으로 싸여 있으므로 불쾌한 맛이나 냄새를 감지할 수 없고 또 물에 적시면 미끄러지기 쉬워 캡슐을 혀 위에 놓고 한 모금의 물로 복용해도 쉽게 연하시킬 수 있다. 단지 유아의 경우는 연하능력이 부족하므로 부적당하다.

 (2) 캡슐제로부터의 약물 방출이 신속하다. 캡슐제는 복용 후 보통 5분 이내에 젤라틴이 용해하여 내용물이 방출된다. 약물이 분체인 경우 정제와 같이 강하게 압축하지 않고 충전할 수 있으므로 분산성이 양호하기 때문에 효과가 확실하다. 또한 과립에 적당한 코팅을 하면 서방성 제제의 설계도 가능하다.

 (3) 캡슐은 착색이 가능하므로 제품의 감별, 확인이 용이하여 능률 있는 제조가 가능하다.

 (4) 다량의 첨가제를 필요로 하지 않아 작게 완성시킬 수 있다. 제조공정이 간단하고 자동충전기의 개발로 대량생산이 가능하다.

 (5) 고형약품(분말, 과립)뿐만 아니라 액상 의약품을 충전할 수 있다(연질캡슐).

한편 단점으로는 습도의 영향을 받기 쉽다는 점이 있다. 즉 습도가 높으면 젤라틴 기제가 수분을 흡수해서 연화하며 습도가 너무 낮으면 수분을 방출해서 수축한다. 따라서 캡슐의 충전작업과 보존은 공캡슐의 함유수분에 변화를 일으키지 않는 안정한 습도를 유지해야 한다. 젤라틴을 용해, 연화하거나 젤라틴의 외곽을 투과하는 약품은 캡슐제로 할 수 없다. 또한 젤라틴은 15~20%의 수분을 함유하기 때문에 가수분해를 받기 쉬운 의약품은 캡슐제에 적용하기 어렵다.

〈보화환 캡슐 제조〉

① 백출 20g, 진피 12g, 반하 12g, 복령 12g, 신곡 12g, 산사 12g, 연교 8g, 향부자 8g, 후박 8g, 나복자 8g, 지실 8g, 맥아 8g, 황련 8g, 황금 4g을 정량한다.

② 위 생약을 분말로 만든 후 체로 친 후 혼합한다.

③ 공캡슐을 분리하여 캡슐충진기에 넣고 생약 분말을 충진한다.

④ 캡슐에 생약 분말을 다진 후 재결합한다.

# 실 습 노 트

**실습일:**     년     월     일

| |
| --- |
| <u>실습제목</u> |
| <u>실습목적</u> |
| <u>실습재료</u> |
| <u>실습방법</u> |

<u>실습결과</u>

<u>고찰</u>

# Chapter 12. 환제

    환제(丸劑)는 생약 분말에다 결합제를 가하여 만들어진 각종 과립상의 제형을 말한다. 임상에서 흔히 사용하는 것으로는 밀환, 수환, 호환 등이 있다.

◇ 환제의 제형상 장점은 아래와 같다.
(1) 복용하기 편리하고 부피가 작아 취급이나 휴대가 편리하다.
(2) 환의나 제피를 하면 맛, 냄새, 자극 등을 방지할 수 있다.
(3) 일반적으로 붕해가 늦기 때문에 지속작용을 바랄 때 유효하다.
(4) 표면이 치밀하고 표면적이 작아 외적 요인에 대해 화학적으로 안전하다.
(5) 생약원료로 제제화하는 데 편리하다.

◇ 한편 단점은 아래와 같다.
(1) 정제에 비하여 제형이 자유롭지 못하다.
(2) 습식으로 제조하므로 수분이 배합, 금기 또는 안전성에 영향을 주는 제품에는 적당치 않다.
(3) 크기가 큰 환제인 경우 정제에 비하여 복용이 어렵다.
(4) 소화관 내에서 서서히 붕해하므로 속효를 기대하는 경우 부적당하다.
(5) 저장 중 수분이 증발되어 굳어지면 붕해도가 나빠지는 경우도 있다.

〈지출환 제조〉

① 백출 75g, 지실(麩炒) 37.5g을 분말로 만든다.

② 약재 분말에 전분 25g을 넣어 혼합시킨 후, 따로 5g의 전분으로 묽은 호(糊)를 만들어 같이 섞는다.

③ 梧子大로 제환하고 저온에서 건조시킨다.

# 실 습 노 트

**실습일:　　　년　　월　　일**

| |
|---|
| <u>실습제목</u> |
| <u>실습목적</u> |
| <u>실습재료</u> |
| <u>실습방법</u> |

실습결과

# Chapter 13. 연고제

    연고제는 보통 적당한 조도(稠度)의 전질이 고른 반고형상으로 만든 피부에 바르는 외용제이다. 사용하기 쉽고, 휴대가 간편하기 때문에 국소적용의 외용제 중에서 가장 많이 사용되고 있다.

    ◇ 연고제가 갖추어야 할 조건으로는 다음과 같은 것들이 있다.

(1) 안정성(물리적, 화학적, 세균학적)

(2) 도포성

(3) 사용성(가소성, 점성, 수세 용이)

(4) 제제 중 약품의 균일한 분포

(5) 적당한 기제의 선택

    연고제는 약물의 피부조직에 침투, 이행시키는 기제의 능력과 작용 부위에 의해, 상피성(백색 바셀린, 황납 등), 내피성(식물유, 정제 라놀린 등), 투피성(유제성 기제)으로 분류된다.

〈단미 연고 제조〉

① 밀랍 330g을 정량한다.

② 적당량의 식물유를 가열한다.

③ 가열된 식물유에 밀랍을 넣어 녹인 후 식물유를 첨가하여 최종량을 1,000g으로 만든다.

④ 식혀서 용기에 담아 보관한다.

〈자운고 제조〉

① 자초, 감초, 당귀, 황금, 황련, 금은화, 국화, 연교를 각 100g 용기에 담는다.

② 식물유(예: 올리브유, 마유 등)를 약재가 잠길 만큼 첨가한다.

③ 24시간 온침한다.

④ 여과한 후 밀랍(식물유의 25vol%)을 넣어 녹인다.

⑤ 한 번 더 여과한 후 용기에 담아 보관한다.

실 습 노 트

**실습일:        년        월        일**

| |
|---|
| <u>실습제목</u> |
| <u>실습목적</u><br><br><br><br> |
| <u>실습재료</u><br><br><br><br><br> |
| <u>실습방법</u><br><br><br><br><br><br><br><br><br><br><br><br> |

<u>실습결과</u>

<u>고찰</u>

<u>실습결과</u>

# Chapter 14. 고제

고제(膏劑)란 상온에서 고체, 반고체 혹은 반유체가 되는 제형이다. 의료상의 응용과 제법의 차이에 따라서 내복고와 외용고의 2종류로 구분되는데 여기서는 내복고만 설명하도록 한다.

〈경옥고 제조〉

① 생지황 4,800g, 인삼 480g, 복령 960g, 꿀 3,000g을 정량한다.

② 생지황을 씻고 즙을 짠다.

③ 인삼과 복령을 분말로 만들고, 생지황 즙과 꿀을 고루 섞어 준다.

④ 잘 반죽된 약을 옹기에 넣고 72시간 동안 중탕한다.

⑤ 옹기를 꺼내어 흐르는 물에 24시간 동안 담근다.

⑥ 다시 24시간 동안 중탕한다.

⑦ 중탕 후 꺼내어 식힌 후 1kg씩 포장한다.

실 습 노 트

**실습일:　　　년　　　월　　　일**

| |
|---|
| <u>실습제목</u> |
| <u>실습목적</u> |
| <u>실습재료</u> |
| <u>실습방법</u> |

<u>실습결과</u>

<u>고찰</u>

<u>실습결과</u>

**제14조(제조방법)** ① 제조방법은 그 품목의 특성에 따라 현대과학기술 수준에서 물리화학적, 생물학적, 생명공학적, 약제학적으로 합리적이고 타당하여야 한다.

② 제제의 경우에는 식약청장이 정한 기재요령에 따라 자세히 기재하여야 하고 제1호부터 제4호까지의 규정에 적합하여야 하며, 제5호에 따라 근거자료를 제출하여야 한다.

1. 제조과정 중 유기용매를 사용하는 경우

    가. 제제학적으로 타당하여야 한다.

    나. 직접적인 약리효과가 인정되지 아니하고 그 사용량에서 안전하여야 한다.

    다. 제제의 안전성을 저하시키거나 품질관리상 지장을 주어서는 아니된다.

    라. 사용목적과 용매의 명칭, 규격, 단위제형당 사용량 등을 기재하여야 한다.

2. 생약을 추출 · 분획하여 천연물의약품 등을 제조하는 경우에는 다음 각 목에 적합하여야 한다.

    가. 원생약을 사용하는 경우

        1) 제조공정 전 과정

        2) 공정단계별 공정검사 항목 및 방법

        3) 원생약(한약)의 규격(학명, 과명 및 약용 부위), 원생약의 전처리(수치법, 수득률 등), 분말도 또는 절도

        4) 추출용매의 종류 및 그 분량(추출 · 분획 시)

        5) 추출조건(온도, 시간, 횟수 등)(추출 · 분획 시)

        6) 분획 또는 여과조건(추출 · 분획 시)

7) 농축방법(동결건조ㆍ건조ㆍ연조 등)(추출ㆍ분획 시)

8) 각 공정단계별 및 최종 수득률(추출ㆍ분획 시)

9) 지표성분 함량의 조절 또는 다른 목적으로 추출물을 조절하기 위하여 부형제 등을 사용할 경우에는 종류, 규격 및 분량

나. 제조된 추출ㆍ분획물을 사용하는 경우

1) 가목 1)부터 9)까지의 사항

2) 추출ㆍ분획물의 제조원

다. 생약을 추출ㆍ분획한 의약품의 경우 그 용매는 정제수(「대한약전」 또는 공정서), 에탄올(「대한약전」 또는 공정서), 주정의 사용을 원칙으로 하며, 그 이외의 용매를 사용하는 경우에는 안전성ㆍ유효성에 관한 자료를 제출하여야 한다. 다만, 최종제품에 유기용매가 잔류하지 않는 경우에는 안전성ㆍ유효성에 관한 자료 대신 용매 잔류에 대한 자가 시험성적서 및 3회 시험을 실시할 수 있는 양의 검체를 제출하여야 한다.

라. 포제한 경우 「대한약전외한약(생약)규격집」(식약청 고시) 포제법에 따라 구체적인 제조공정을 상세하게 기재한다.

3. 「약국 및 의약품 등의 제조업ㆍ수입자와 판매업의 시설기준령」(대통령령) 제4조에 따라 다른 의약품 등의 제조업자 등의 시설 및 기구를 이용하여 전부 또는 일부공정을 위탁하여 제조 또는 시험하는 경우에는 단위공정별 수탁자명, 소재지 등을 명확하게 기재하여야 한다.

4. 최종제품이 동물유래성분을 함유하거나 제조과정 중 동물유래성분을 사용하는 경우에는 기원동물 및 사용 부위를 기재하여야 하며, 반추동물 유래성분의 경우는 전염성해면상뇌증(TSE) 감염을 방지하기 위한 원료 선택(반추동물의 원산국, 반추동물의 연령 등) 또는 처리방법 등을 다음 각 호의 어느 하나와 같이 추가로 기재하여야 한다.

가. [기원동물의 명칭]의 [사용 부위]에서 유래된 [동물유래성분]을 함유 또는 사용한다.

　　나. 전염성해면상뇌증 감염을 방지하기 위하여 [반추동물의 원산국]산 [반추동물의 연령]의 건강한 [반추동물의 명칭]에서 [사용 부위]를 채취하여 [처리공정] 처리한 [동물유래성분명]을 사용한다.

5. 제제의 특성상 필요한 경우에는 제제설계 항을 설정하여 제형선택 이유, 원료약품 및 그 분량의 설정이유 등에 관한 자료를 제출한다.

　　가. 특수한 제제가공법을 설정한 경우에는 제형의 선택, 의약품 첨가제의 선택 및 혼합비의 결정 등 원료약품 및 그 분량 설정근거에 대한 자료를 제출하고, 필요에 따라 생물약제학적 평가결과자료 및 제제 설계의 타당성에 대한 자료도 제출한다.

　　나. 용출조절제제 등과 같이 특별한 제제기능을 갖는 경우에는 제제설계 과정의 제제평가결과 등을 포함하여 서방성 제제의 설계 및 평가에 관한 검토결과를 제출한다.

③ 원료의약품으로서 합성공정이 있는 경우에는 화학반응식, 제조공정도, 제조방법을 제1호부터 제3호까지에 따라 작성하여 기재한다. 허가대상 품목의 경우 제4호에서 정하는 바에 따라 근거자료를 첨부하여야 한다. 다만, 생약을 취급하는 경우에는 제2항 제2호를 준용한다.

1. 화학반응식은 출발물질부터 최종 원료의약품까지 각 반응단계에 따라 출발물질, 중간생성물질, 최종 원료의약품의 구조식, 화학명 및 분자량을 기재한다. 사용되는 촉매와 용매, 반응조건도 함께 기재한다.

2. 제조공정도는 제조방법에 기재된 모든 화학물질과 반응조건이 포함되도록 흐름도를 작성하고 수득률을 기재한다.

3. 제조방법은 각 공정단계별로 사용되는 모든 화학물질 및 사용량과 반응조건(시간, 온도, pH 등)을 순서대로 작성하고, 각 공정단계별 수득률과 총수득률을 기재한다.

4. 원료의약품으로서 합성공정이 있는 경우에는 다음의 자료를 함께 제출한다.

　　가. 과학논문인용색인(SCI)에 등재된 전문학회지 게재자료 등 화학반응식에 관한 자료로서 출발물질부터 최종 원료의약품까지 각 반응단

계에 따른 구조식, 화학명 및 분자량 그리고 사용되는 촉매, 반응
조건에 대한 자료

나. 3로트 이상의 제조기록서 및 제조일지

다. 최종제품에 대한 구조결정자료 및 각 로트당 3회 이상의 실측치가
포함된 시험성적서

라. 합성에 사용된 원료약품의 규격에 관한 근거자료

④ 완제의약품을 소분하는 경우에는 제1항 및 제2항을 준용하며, 원료의
약품을 소분하는 경우에는 "포장단위별로 칭량하여 일정 분량씩 포장한다."
로 기재한다.

⑤ 제조공정에 따라 각 원료약품의 투입순서를 명시할 필요가 있는 경우
에는 이를 명시하여야 하며, 최종제품의 규격이 동일한 범위 내에서 2가지
이상의 방법으로 제조하고자 하는 경우에는 <제1법>, <제2법> 등으로 병
기할 수 있다.

⑥ 수입품목의 경우에는 제1항부터 제5항까지를 준용하여 기재하여야 한다.

⑦ 필요에 따라 최종제품을 방사선 조사하여 멸균하는 경우에는 그 조건
(방사선량, 시간 등)을 명기하되, 방사선을 조사한 제품과 조사하지 아니한
제품에 대한 분해산물 생성유무 비교 등 안정성 시험자료(3개 로트)를 첨부
하여야 한다.


**별표 2. 생약·한약제제 제출자료 중 유의사항(한약제제의 주성분 및 함
량 검토기준)**

① 생약·한약제제의 주성분 및 함량 기재요령

생약·한약제제의 주성분 및 함량은 다음 각 호에 적합하여야 한다.

1. 근거가 되는 한약서의 처방에 용법·용량이 명확히 기재된 경우에는
기재된 바에 따라 환산한다.

2. 한약서의 처방에 용법·용량이 불명확하거나 따로 근거가 없을 때에는
그 처방별로 외용하는 경우 처방의 총량을 고려하여 환산하고 내복하
는 경우 다음 각 목에 따라 환산한 1일 양을 1일 1-3회 복용하는 것

을 원칙으로 한다.

  가. 액상 또는 산으로 복용하는 경우

    처방된 양을 1일 양으로 봄.

  나. 환으로 복용하는 경우

    처방된 주성분의 비율과 1일 평균 복용하는 환의 수를 근거로 도량형 등 환산 기준에 따라 1일 양을 환산함.

3. 한약서에 처방을 가감할 수 있는 근거가 명시된 경우에는 제1호 또는 제2호의 규정에 준하여 이를 인정한다.

4. 제1호부터 제3호까지의 규정에도 불구하고 납(외용제 제외), 비소 또는 수은을 주성분으로 하는 생약이나 호골, 서각이 포함된 처방은 이를 인정하지 아니한다.

5. 환제의 경우 그 크기는 한약서의 기재내용에 따르는 것을 원칙으로 하되, 한약서의 기재내용을 따르지 않는 경우 주성분의 1회 복용량이 동일하고 제제학적으로 기피해야 할 사유가 없는 한 그 타당성을 인정할 수 있다.


② 도량형 등 환산 기준

한약서("한약조제지침서" 제외)에 기재된 도량형 등의 환산 기준은 다음 각 호와 같다.


1. 중량의 환산

| | | | |
|---|---|---|---|
| 1모(毛) | = 3.75 mg | 1전(錢)(돈) | = 3.75 g |
| 1결(鎝) | = 16 mg | 1자(字) | = 9.375 g |
| 1분(分) | = 375 mg | 1치 | = 12.5 g |
| 생강 1편(片) | = 500 mg | 1작(勺) | = 20 g |
| 1규(圭) | = 0.998 g | 1량(兩) | = 37.5 g |
| 대주 1매(枚) | = 1.0 g | 1합(合) | = 200 g |
| 1매(枚) | = 1.0 g | 1근(斤) | = 600 g |
| 1수(銖) | = 1.563 g | 1관(貫) | = 3,750 g |
| 1찰(撮) | = 2.0 g | | |

## 2. 환의 중량

| | | | | | | |
|---|---|---|---|---|---|---|
| 맥대 | 1환 | = 49 mg | | 마인대 | 1환 | = 335 mg |
| 마자대 | 1환 | = 54 mg | | 오자대 | 1환 | = 375 mg |
| 녹두대 | 1환 | = 94 mg | | 조자대 | 1환 | = 1.25 g |
| 율미대 | 1환 | = 155 mg | | 연자대 | 1환 | = 1.487 g |
| 소두대 | 1환 | = 188 mg | | 대조대 | 1환 | = 2.083 g |
| 오미자대 | 1환 | = 205 mg | | 오매대 | 1환 | = 3.373 g |
| 산조인대 | 1환 | = 211 mg | | 탄자대 | 1환 | = 3.75 g |
| 완두대 | 1환 | = 250 mg | | 난자황 | | |
| 감실대 | 1환 | = 289 mg | | (난자)대 | 1환 | = 18 g |

## 3. 길이의 단위

| | | | |
|---|---|---|---|
| 1리(厘) | = 0.303 mm | 1치(寸) | = 3.03 cm |
| 1푼(分) | = 3.03 mm | 1자(尺) | = 30.3 cm |
| 1촌(寸) | = 2.25 cm | | |

## 4. 용량의 단위

| | | | |
|---|---|---|---|
| 1시(匙) | = 10 ml | 승[(升) = 되] | = 2 ℓ |
| 1합(合) | = 100 ml | 1두[(斗) = 말] | = 10 ℓ |
| 1홉 | = 200 ml | 1석[(石) = 섬] | = 100 ℓ |
| 1승(升) | = 1 ℓ | | |

　주 1) 기재된 도량형 등의 환산기준이 한약서에 명시되지 않은 경우에는 실측하여 평균값으로 한다(환의 중량은 각 열매의 체적과 동일한 환을 제조하여 실측하고 중량표기가 되지 않은 생약은 그 중량을 실측한다.).

　주 2) 별도의 부형제가 사용된 경우에는 그 부형제의 양을 고려하여 주성분의 양 등을 환산하되 명확한 근거가 없는 경우에는 주성분(생약)의 총량: 부형제의 양 = 1:1로 환산하는 것을 원칙으로 한다.

# 목 차

1. 정제, 산제, 과립제, 캡슐제, 환제, 트로키제의 첨가제
2. 액제, 시럽제, 현탁제, 유제, 엑스제, 리모나아데제, 유동엑스제, 틴크제, 엘릭서제, 침제, 전제, 방향수제, 주정제, 주제의 첨가제
3. 주사제의 첨가제
4. 안과용제의 첨가제
5. 좌제, 연고제 등의 첨가제
6. 에어로솔제의 추진제
7. 방향제
8. 감미제(교미제)
9. 색소: 「의약품·의약외품 및 화장품용 타르색소 지정과 기준 및 시험 방법」(식약청 고시)에 따른다.

---

**1. 정제, 산제, 과립제, 캡슐제, 환제, 트로키제의 첨가제**

가. 부형제

| | |
|---|---|
| 옥수수전분 | 미결정셀룰로오스 |
| 감자전분 | 덱스트린 |
| 밀전분 | 알긴산나트륨 |
| 유 당 | 메칠셀룰로오스 |
| 백 당 | 카르복시메칠셀룰로오스나트륨 |
| 포도당 | 카올린 |
| 과 당 | 요 소 |
| 디－만니톨 | 콜로이드성실리카겔 |
| 침강탄산칼슘 | 히드록시프로필스타치 |
| 경질무수규산 | 폴리비닐피롤리돈 |
| 합성규산알루미늄 | 히드록시프로필메칠셀룰로오스 |
| 인산일수소칼슘 | 1928, 2208, 2906, 2910 |
| 황산칼슘 | 프로필렌글리콜 |

염화나트륨  
탄산수소나트륨  
정제 라놀린  

카제인  
젖산칼슘  
프리모젤  

나. 결합제

젤라틴(10 ~ 20%)  
아라비아고무(10 ~ 20%)  
에탄올(50%)  
한천가루  
초산프탈산셀룰로오스  
카르복시메칠셀룰로오스  
카르복시메칠셀룰로오스칼슘  
메칠셀룰로오스  
미결정셀룰로오스  
덱스트린  
히드록시셀룰로오스  
히드록시프로필스타치  
히드록시메칠셀룰로오스  

포도당(25 ~ 50%)  
정제수  
카제인나트륨  
글리세린(농글리세린)  
스테아린산  
카르복시메칠셀룰로오스나트륨  
메칠셀룰로오스나트륨  
정제쉘락  
전분호(5 ~ 10%)  
히드록시프로필셀룰로오스  
히드록시프로필메칠셀룰로오스  
폴리비닐알코올  

다. 붕해제

히드록시프로필메칠셀룰로오스  
한천가루  
벤토나이트  
카르복시메칠셀룰로오스나트륨  
카르복시메칠셀룰로오스칼슘  
라우릴황산나트륨  
1 - 히드록시프로필셀룰로오스  
이온교환수지  
포름알데히드처리 카제인 및 젤라틴  
아밀로오스  
중조  
인산칼슘  
아라비아고무  
펙틴  
에칠셀룰로오스  
규산마그네슘알루미늄  

옥수수전분  
메칠셀룰로오스  
히드록시프로필스타치  
알긴산나트륨  
구연산칼슘  
무수규산  
덱스트란  
초산폴리비닐  
알긴산  
구아르고무(Guar gum)  
폴리비닐피롤리돈  
겔화전분  
아밀로펙틴  
폴리인산나트륨  
백 당  
디 - 소르비톨액  

라. 활택제

스테아린산칼슘  
스테아린산  
탈크  
카올린  
스테아린산나트륨  
살리실산나트륨  

스테아린산마그네슘  
수소화식물유(Hydrogenated vegetable oil)  
석송자  
바셀린  
카카오脂  
살리실산마그네슘  

|  |  |
|---|---|
| 폴리에칠렌글리콜 4000, 6000 | 유동파라핀 |
| 수소첨가대두유(Lubri wax) | 스테아린산알루미늄 |
| 스테아린산아연 | 라우릴황산나트륨 |
| 산화마그네슘 | 마크로골(Macrogol) |
| 합성규산알루미늄 | 무수규산 |
| 고급지방산 | 고급알코올 |
| 실리콘유 | 파라핀유 |
| 폴리에칠렌글리콜지방산에테르 | 전분 |
| 염화나트륨 | 초산나트륨 |
| 올레인산나트륨 | dl-로이신 |

마. 제피제

  (1) 결합제

|  |  |
|---|---|
| 백당 | 젤라틴 |
| 아라비아고무 | 메칠셀룰로오스 |
| 결정셀룰로오스 | 카르복시메칠셀룰로오스나트륨 |
| 물엿 | 폴리비닐피롤리돈 |
| 폴리비닐알코올 | 히드록시에칠셀룰로오스 |
| 알긴산나트륨 |  |

  (2) 살포제

|  |  |
|---|---|
| 탈크 | 침강탄산칼슘 |
| 스테아린산마그네슘 | 황산칼슘 |
| 전분류 | 분말당 |
| 미립자성무수규신 | 인산칼슘 |

  (3) 붕해촉진제

|  |  |
|---|---|
| 메칠셀룰로오스 | 라우릴황산나트륨 |
| 결정셀룰로오스 | 카르복시메칠스타치나트륨 |
| 비-검(Vee-gum) | 폴리에칠렌글리콜 6000 |
| 서당 | 스테아린산에스텔 |

  (4) 시광제

|  |  |
|---|---|
| 카르나우바납 | 밀납 |

  (5) 차광세

|  |  |
|---|---|
| 산화아연 | 산화티탄 |

  (6) 장용성기제

|  |  |
|---|---|
| 초산프탈산셀룰로오스 | 프탈산히드록시프로필메칠셀룰로오스 |
| 유드라짓 엘 및 에스 | 쉘락 |
| 프탈산폴리비닐알코올 | 스티렌과 말레인산의 중합체 |
| 케라틴(Keratin) | 살롤(Salol) |

바. 필름코팅기제

|  |  |
|---|---|
| 젤라틴 | 메칠셀룰로오스 |
| 히드록시프로필셀룰로오스 | 히드록시프로필메칠셀룰로오스 |
| 폴리에칠렌글리콜 1000~6000 | 쉘락 |

|  | |
|---|---|
| 에칠셀룰로오스 | 메칠히드록시에칠셀룰로오스 |
| 히드록시에칠셀룰로오스 | 카르복시메칠셀룰로오스나트륨 |
| 폴리비닐알코올 | 폴리비닐피롤리돈 |
| 비닐필롤리돈과 초산비닐의 중합체 | 제인(Zein) |
| 유드라짓 | 유드라짓 엘 및 에스 |
| 폴리비닐아세틸디메칠아미노아세테이트(AEA) | |
| 알파 – 메칠 – 5 – 비닐피리딘 – 메칠아크릴레이트 – 메칠아크릴릭 – 애시드 코폴리머(MPM) | |

사. 장용성 필름코팅기제

|  | |
|---|---|
| 초산프탈산세룰로오스 | 프탈산히드록시프로필메칠셀룰로오스 |
| 스티렌과 말레인산의 중합체 | |

아. 연질캡슐기제

젤라틴에 글리세린이나 소르비톨을 넣은 것

자. 연질캡슐의 현탁화제

|  | |
|---|---|
| 비스왁스(Bees wax) | 파라핀왁스(Paraffin wax) |
| 동물성 스테아린산염(Animal stearates) | |

왁스혼합물(1 part Hydrogenated bean oil, 1 part yellow wax, 4 parts vegetable shortening)
염화부틸, 톨루엔, 데트라클로로에칠렌, 벤젠 등의 휘발성 유기용매에 용해된 모노스테아린산알루미늄

|  | |
|---|---|
| 폴리에칠렌글리콜 4000, 6000 | 솔리드글리콜에스테르류 |
| 솔리드논이오닉스 | 아세틸화한 모노글리세라이드류 |

차. 환의제

|  | |
|---|---|
| 석송자(Lycopodium) | 탈 크 |
| 전분 | 카올린 |
| 약용탄 | 리쿼리티아(Liquilitia) |
| 계피가루 | 금 박 |
| 은 박 | |

카. 트로키제의 습윤제

|  | |
|---|---|
| 디 – 소르비톨 | 디 – 소르비톨액 |
| 글리세린 | 유동파라핀 |
| 프로필렌글리콜 | |

## 2. 액제, 시럽제, 현탁제, 유제, 엑스제, 리모나아데제, 유동액스제, 틴크제, 엘릭실제, 침제, 전제, 방향수제, 주정제, 주제의 첨가제

가. 액 제

(1) 용제: 물

(2) 용해보조제

|  | |
|---|---|
| 묽은 염산 | 묽은 황산 |
| 구연산나트륨 | 모노스테아린산슈크로스류 |
| 폴리옥시에칠렌소르비톨지방산에스델류(트윈에스텔) | |
| 폴리옥시에칠렌모노알킬에텔류 | 라놀린에텔류 |
| 라놀린에스델류 | |

(3) 안정제
　　〈산성화제〉
　　초 산　　　　　　　　　　염 산
　　〈알칼리화제〉
　　암모니아수　　　　　　　　탄산암모늄
　　수산화칼륨　　　　　　　　수산화나트륨
　　프롤아민
　　〈점도조절제〉
　　폴리비닐피롤리돈　　　　　에칠셀룰로오스
　　카르복시메칠셀룰로오스나트륨
나. 시럽제
　(1) 첨가제
　　백당의 용액　　　　　　　다른 당류 혹은 감미제
　　필요에 따라 방향제, 착색제, 보존제, 안정제, 현탁화제, 유화제, 점조제를 넣음.
　(2) 감미제
　　단미시럽　　　　　　　　　꿀
　　용성삭카린　　　　　　　　덱스트로스
　　삭카린칼슘　　　　　　　　삭카린나트륨
　　소르비톨　　　　　　　　　압축설탕
　　제과용설탕
다. 유 제
　(1) 용제: 정제수
　(2) 필요에 따라 유화제, 보존제, 안정제, 방향제를 넣음.
　(3) 유화제
　　아카시아　　　　　　　　　트라가칸타
　　메칠셀룰로오스　　　　　　카르복시메칠셀룰로오스
라. 현탁제
　(1) 용제: 정제수
　(2) 현탁화제
　　아카시아　　　　　　　　　트라가칸타
　　메칠셀룰로오스　　　　　　카르복시메칠셀룰로오스
　　카르복시메칠셀룰로오스나트륨
　　미결정셀룰로오스　　　　　알긴산나트륨
　　히드록시프로필메칠셀룰로오스　　　1828,
　　2906, 2910
　(3) 필요에 따라 계면활성제, 보존제, 안정제, 착색제, 방향제를 넣음
마. 리모나아데제
　(1) 첨가제
　　징제수　　　　　　　　　　단미시럽
　　염산, 구연산, 주석산, 인산, 젖산(택 1)
바. 엑스제

(1) 침출제

    물                              묽은 에탄올

    에탄올                      에 텔

(2) 기준화제

    〈연조엑스〉

    전분, 유당, 포도당

    〈건조엑스〉

    감초조엑스

사. 유동엑스제

(1) 침출제

    정제수                       에탄올

    묽은 혹은 진한 에탄올

아. 틴크제

(1) 침출제

    에탄올                      묽은 에탄올

    에탄올＋정제수

자. 엘릭실제

(1) 용 제

    에탄올                      에탄올＋정제수

(2) 그 외 방향제, 감미제(백당 또는 다른 당류)가 첨가되어야 함.

(3) 필요에 따라 용해보조제, 착색제, 보존제를 넣을 수 있다.


차. 침제 및 전제

    물로 추출하여 필요에 따라 보존제 넣음.

카. 방향수제

(1) 용제: 정제수

(2) 용해보조제

    트윈 20 등의 계면활성제(식첨의 양 규정대로)

타. 주정제

(1) 용제

    에탄올                      에탄올＋정제수

(2) 필요에 따라 착색제, 방향제를 넣을 수 있다.

파. 주 제

(1) 용제

    술(백포도주, 과실주)

    다만, 적포도주와 같이 탄닌을 함유한 술은 안 된다.

## 3. 주사제의 첨가제

가. 용 제

    주사용 증류수              0.9%염화나트륨주사액

    링거주사액                 덱스트로스주사액

    덱스트로스＋염화나트륨주사액    피이지(PEG)

락테이티드 링겔주사액

에탄올

프로필렌글리콜

비휘발성유 - 참기름, 면실유, 낙화생유, 콩기름, 옥수수기름

올레인산에칠, 미리스트산 이소프로필, 안식향산벤젠

나. 용해보조제

| | |
|---|---|
| 안식향산나트륨 | 살리실산나트륨 |
| 초산나트륨 | 요 소 |
| 우레탄 | 모노에칠아세트아마이드 |
| 부타졸리딘 | 프로필렌글리콜 |
| 트윈류 | 니정틴산아미드 |
| 헥사민 | 디메칠아세트아마이드 |

다. 완충제

약산 및 그 염(초산과 초산나트륨)

약염기 및 그 염(암모니아 및 초산암모니움)

| | |
|---|---|
| 유기화합물 | 단백질 |
| 알부민 | 펩 톤 |
| 검 류 | |

라. 등장화제: 염화나트륨

마. 안정제

| | |
|---|---|
| 중아황산나트륨(NaHSO3) | 이산화탄소가스 |
| 메타중아황산나트륨(Na2 S2 O3) | |
| 아황산나트륨(Na2 SO3) | |
| 질소가스(N2) | |
| 에칠렌디아민테트라초산 | |

바. 황산화제

소디움비설파이드 0.1%

소디움포름알데히드 설폭실레이트

치오우레아

에칠렌디아민테트라초산디나트륨

아세톤소디움비설파이트

사. 무통화제

| | |
|---|---|
| 벤질알코올 | 클로로부탄올 |
| 염산프로카인 | 포도당 |
| 글루콘산칼슘 | |

아. 현탁화제

| | |
|---|---|
| 시엠시나트륨 | 알긴산나트륨 |
| 트윈 80 | 모노스테아린산알루미늄 |

## 4. 안과용제의 첨가제

가. 점안액

　(1) 수용성제: 멸균정제수

(2) 비수성용제: 주사용 비수성용제

(3) 안정제, 용해보조제, 현탁화제, 유화제, 완충제, 점조제, 보존제(주사제와 동일)

(4) 쓸 때 녹여 쓰는 분말의 경우 부형제를 넣을 수 있다.

나. 안연고제

(1) 기 제

바셀린　　　　　　　　　　　　　　유동파라핀

정제 라놀린

(2) 필요에 따라 보존제, 안정제를 넣을 수 있다.

## 5. 좌제, 연고제 등의 첨가제

가. 좌 제

(1) 기 제

카카오지　　　　　　　　　　　　　라놀린

위텝솔(Witepsol H12, H15, W35, S55, E75, E85)

폴리에칠렌글리콜(1000, 1450, 4000, 6000)

글리세로젤라틴　　　　　　　　　　메칠셀룰로오스

카르복시메칠셀룰로오스　　　　　　스테아린산과 올레인산의 혼합물

수바닐(Subanal)　　　　　　　　　면실유

낙화생유　　　　　　　　　　　　　야자유

카카오버터＋콜레스테롤, 레시틴, 라네트왁스, 모노스테아린산글리세롤, 트윈 또는 스판

임하우젠(Imhausen)　　　　　　　모놀렌(모노스테아린산프로필렌글리콜)

글리세린　　　　　　　　　　　　　아뎁스솔리두스(Adeps solidus)

부티롬 태고 − G(Buytyrum Tego − G)

세베스파마 16(Cebes Pharma 16)　　헥사라이드베이스 95

코토마(Cotomar)　　　　　　　　　히드록코테 SP

S − 70 − XXA　　　　　　　　　　S − 70 − XX75(S − 70 − XX95)

히드록코테 25(Hydrokote)

히드록코테 711

이드로포스탈(Idropostal)

마사에스트라리움(Massa estrarium) A, AS, B, C, D, E, I, T

마사 − MF　　　　　　　　　　　마수폴, 마수폴 − 15

네오수포스탈 − 엔　　　　　　　　파라마운드 − B

수포시로 OSI, OSIX, A, B, C, D, H, L

좌제기제 Ⅳ 타입 AB, B, A, BC, BBG, E, BGF, C, D, 299

수포스탈 N, Es　　　　　　　　　웨코비 W, R, S, M ,Fs

테제스터 트리글리세라이드 기제 TG − 95, MA, 57

(2) 기제의 연화 및 경화제

경납　　　　　　　　　　　　　목납

경화유　　　　　　　　　　　　라놀린

바셀린　　　　　　　　　　　　식물유

나. 연고제

(1) 기 제

유동파라핀       광물유

식물유       바셀린(친수성 페트롤라툼)

페트롤라툼(Petrolatum)       소프트파라핀

돈지       황납, 백납

라놀린       콜드크림

알칼리비누       아민비누

알킬알릴설포닉산       바니싱크림

알코올설페이트에스델       친수연고

폴리에칠렌글리콜       벤토나이트

규산알루미늄       모노스테아린산글리세린

올레인산       올리브유

스타치글리세라이드       세틸알코올

스테아린산       폴리소르베이트

(2) 보존제

〈산회방지제〉

아밀갈레이트(Amylgallate)       부티레이티드톨루엔

부티레이티드아니솔       노르히드로구아이아레틱산

부틸히드로퀴논       구아이아콜

부틸 - 파라 - 히드록시 안식향산

디히드록시페놀

토코페롤

다. 크림제

유제 및 연고제의 제법과 동일

(1) 바니싱크림

〈기제〉

스테아린산       스테아릴알코올

세틸알코올       모노스테아린산글리세린

팔미트산이소프로필       라놀린

모노스테아린산소르비탄       글리세린소르비톨 용액

수산화칼륨       라우릴황산나트륨

폴리소르베이트 60       메칠피리디움 클로라이드

스테아릴콜아이노포르밀       세틸에스델왁스류

정제수       광물류

백 납

(2) 콜드크림

〈기제〉

세틸에스델왁스류       백 납

광물류       정제수

라. 파스타제

(1) 기 제

지방       지방유

|  | |
|---|---|
| 바셀린 | 파라핀 |
| 글리세린 | 정제수 |
| 납 | |

마. 경고제
  (1) 기제

|  | |
|---|---|
| 지방 | 지방유 |
| 지방산염 | 납 |
| 수 지 | 플라스틱 |
| 정제라놀린 | 고 무 |

바. 카타플라스마제
  (1) 글리세린　　　　　　　　　　정제수
  (2) 필요에 따라 보존제, 방향제를 넣을 수 있다.

사. 리니멘트제
  (1) 첨가제

|  | |
|---|---|
| 정제수 | 에탄올 |
| 지방유 | 글리세린 |
| 비 누 | |
| 계면활성제, 현탁화제, 방향제, 착색제 | |

아. 로오숀제
  (1) 유화제 및 현탁화제

|  | |
|---|---|
| 알긴산나트륨 | 폴리옥시에칠렌글리콜 |
| 펙틴 | 트라가칸타 |
| 메칠셀룰로오스 | 카르복시메칠셀룰로오스 |
| 벤토나이트 | 비 – 검 |
| 미르지 폴리에칠렌글리콜 400 | |
| 모노스테아린산염 | 아카시아 |
| 각스포폴 | 히드록시에칠스타치 |
| 히드록시에칠셀룰로오스 | |
| 한천 | 아카시아검 |
| 알긴산 | 젤라틴 |

  (2) 필요에 따라 방부제, 방향제를 넣을 수 있다.

## 6. 에어로솔제의 추진제
## 7. 방향제

|  | |
|---|---|
| 살리실산메칠(外) | 너트메그유(Nutmeg oil) |
| 오렌지플라워 오일 | 오렌지플라워 워터 |
| 오렌지유 | 가당오렌지껍질틴크 |
| 복합오렌지 주정 | 페파민트 |
| 페파민트유 | 페파민트 주정 |
| 파인니들유(pine needle oil) (外) | 장미유 |
| 농장미수(外) | 스피아민트 |
| 스피아민트유 | 치몰(치과구강용) |

톨루발삼틴크     바닐린

바닐라     바닐라틴크

펜넬오일(Fennel oil)     감 초

순수감초엑스     액체포도당

벤즈알데히드     아네톨

카라웨이유     카라웨이(Caraway)

카르다몸유(Cardamom oil)     아몬드유

카르다몸 종자     카르다몸 틴크

복합카르다몸     체리쥬스

계피유     클로바유

코코아     코리안더유(Coriander oil)

에리오딕티온유동엑스     에리오딕티온(Eriodictyon)

초산에칠     에칠바닐린

유카립투스(Eucaryptus)     라벤다유

레몬유     멘 톨

생 강

## 8. 감미제(교미제)

덱스트로스     삭카린

삭카린칼슘     삭카린나트륨

소르비톨     백 당

압축설탕     제과용 설탕

물 엿     꿀

유 당     만니톨

과 당     포도당

| 성 분 명 | 내용액제류 | | 안과용제 | 주사제류 | 연고제류 | 사용조건 |
|---|---|---|---|---|---|---|
| | 허용범위 (%) | 1일 허용총량 | 허용범위 (%) | 허용범위 (%) | 허용범위 (%) | |
| 안 식 향 산 | 0.1 이하 | 5mg/kg 이하 | | | 0.1~0.2 | pH5 이하 |
| 안식향산나트륨 | 0.1 이하 | 5mg/kg 이하 | | | 0.1~0.2 | pH5 이하 |
| 파라옥시안식향산메칠 | 0.1 이하 | 10mg/kg 이하 | 0.05 이하 | 0.05~0.18 | 0.1~0.2 | pH3~7 |
| 파라옥시안식향산에칠 | 0.1 이하 | 10mg/kg 이하 | 0.05 이하 | | 0.05~0.2 | pH3~7 |
| 파라옥시안식향산(이소)프로필 | 0.1 이하 | 10mg/kg 이하 | 0.05 이하 | 0.02 이하 | 0.02~0.2 | pH3~7 |
| 파라옥시안식향산(이소)부틸 | 0.1 이하. | 10mg/kg 이하 | 0.05 이하 | 0.01 이하 | 0.01~0.1 | pH3~7 |
| 소 르 빈 산 | 0.2 이하 | 10mg/kg 이하 | | | 0.1~0.2 | 최적 pH4 이하 |
| 소르빈산칼륨 | 0.2 이하 | 25mg/kg 이하 | | | | pH6.5 |
| 소르빈산나트륨 | 0.2 이하 | 25mg/kg 이하 | | | 0.1~0.2 | 이상에서는 무효 |
| 디히드로초산 | 0.05~0.1 | 20mg/kg 이하 (비타민제는 10mg 이하) | 0.1 이하 | | 0.05~0.1 | pH5 이하 |
| 디히드로초산나트륨 | 0.05~0.1 | 20mg/kg (비타민제는 20mg 이하) | | | | |
| 클로로부탄올 (클로로부톨) | | | 0.25~0.5 | 0.3~0.5 | 0.3~0.5 | |
| 염 화 벤 잘 코 늄 | | | 0.002~0.1 | 0.01~0.02 | 0.01~0.02 | pH9 부근에서 항미생물력 최대 |
| 염 화 벤 젠 토 늄 | | | 0.002~0.1 | 0.01~0.02 | 0.01~0.2 | pH9 부근에서 항미생물력 최대 |
| 페 놀 (p체) | | | | 0.2~0.5 | | 중성~산성 |
| 크 레 솔 | | | | 0.15~0.4 | | 중성~산성 |
| 클 로 로 크 레 솔 | | | 0.05 이하 | 0.1~0.2 | | 중성~산성 |

※ 유의 사항

1. 농도의 단위는 액상제제의 경우 W/V%, 기타 제제의 경우 W/W%이며, 염류의 허용범위 또는 1일 허용총량은 염기로 환산한다.

2. 같은 종류(군)의 보존제를 2종 이상 배합하는 경우 그 총량은 각 단일성분 최대량을 초과하여서는 아니 된다.

3. 서로 다른 종류(군)의 보존제를 배합하는 경우에는 명백한 배합이유와 그 근거가 있어야 한다.

4. 내용액제 중 "기타의 자양강장변질제(약효분류번호 329)류"의 경우 안식향산류의 허용범위는 0.06% 이하, 파라옥시안식향산류의 허용범위는 0.01% 이하로 한다. 다만, "개봉 후 반복 사용하는 분할복용 품목"은 예외로 한다.

5. 내용액제의 경우 제제학적 사유로 유효농도를 초과하여 사용하고자 할 때에는 1일 허용총량의 범위 내에서 인정(단, 내복액제 중 1회 복용량 50㎖ 이상인 자양강장변질제와 건위소화제는 제외)할 수 있되, 이 경우 명확한 사유와 물리화학적 설명자료 및 보존력시험(B.P.) 자료를 제출하여야 한다.

6. 환제, 정제, 캡슐제 등 내용고형제에 보존제를 배합하는 경우 그 허용범위는 내용액제의 허용범위와 1일 허용총량의 기준에 따른다.

7. 이미 알려져 있으나 지정되지 아니한 성분을 보존제로 사용하고자 하는 경우와 외용제 중 보존제의 사용범위를 초과하여 사용할 경우에는 명확한 사용근거와 객관적인 물리화학적 근거자료(보존력 시험자료 포함), 필요한 경우 비교시험자료를 첨부하여 배합사유 및 사용량에 대한 타당성이 인정되어야 한다.

## 박진한

▌약 력

  원광대학교 한약학과 졸업
  원광대학교 대학원 석·박사 졸업
  경주대학교 한약자원학과 교수


## 서민준

▌약 력

  원광대학교 한약학과 졸업
  원광대학교 대학원 석·박사 졸업
  경주대학교 한약자원학과 교수

# 한방제제의 이론과 실습

## 韓方製劑의 理論과 實習


초판인쇄 | 2010년 4월 30일
초판발행 | 2010년 4월 30일

지은이 | 박진한 · 서민준
펴낸이 | 채종준
펴낸곳 | 한국학술정보㈜
주   소 | 경기도 파주시 교하읍 문발리 파주출판문화정보산업단지 513-5
전   화 | 031) 908-3181(대표)
팩   스 | 031) 908-3189
홈페이지 | http://www.kstudy.com
E-mail | 출판사업부  publish@kstudy.com
등   록 | 제일산-115호(2000. 6. 19)

ISBN    978-89-268-1003-3 93510 (Paper Book)
        978-89-268-1004-0 98510 (e-Book)


내일을여는지식 은 시대와 시대의 지식을 이어 갑니다.